1

OBSERVATIONS DE MÉDECINE,

SUR UNE FIEVRE ÉPIDÉMIQUE
qui a régné dans le Champsaur & le Valgaudemar en Dauphiné, pendant les années 1779 & 1780.

CONTENANT

LA description topographique de ces pays ; leurs maladies endémiques ; celles des animaux ; de nouvelles observations sur l'origine & la formation de la bile, & sur son influence dans les maladies putrides pestilentielles ; & sur l'effet des topiques, des vésicatoires, & autres remedes externes dans les fievres malignes.

PAR M. D. VILLAR, Médecin, Professeur de Botanique à l'Ecole de Chirurgie de Grenoble, membre correspondant de la Société Royale de Paris.

In epidemicis constitutionibus prudentis Medici est nulli præjudicatæ opinioni mordicùs adhærere, sed per se attentè animadvertere quò vergat natura : neque ex una observatione, aut fortuita curatione, quid in cæteris sit faciendum existimare Morgagn. *de sed. morb. Epist.* xlix. *n.* 21.

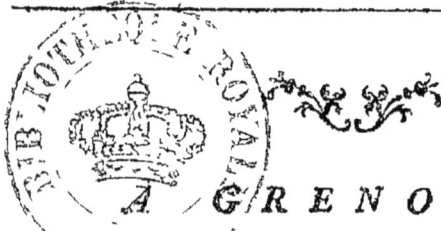

A GRENOBLE,

DE L'IMPRIMERIE ROYALE.

M. DCC. LXXXI.

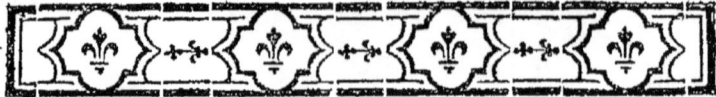

A Monsieur

DE LASSONE, CONSEILLER D'ÉTAT, DOCTEUR, RÉGENT DE LA FACULTÉ DE MÉDECINE DE PARIS, PREMIER MÉDECIN DE LEURS MAJESTÉS TRÈS-CHRÉTIENNES, DES ACADÉMIES DES SCIENCES DE PARIS, DE STOKHOLM, DE LA SOCIÉTÉ ROYALE DE LONDRES, &c. PRÉSIDENT PERPÉTUEL DE LA SOCIÉTÉ ROYALE DE MÉDECINE, &c. &c.

MONSIEUR,

Habitant des plus vastes montagnes de cette Province, je me suis occupé à en examiner les productions. Les maladies de leurs cultivateurs ne font pas moins singulières

a

ni moins intéressante. Chargé par M. l'Intendant de cette Province du traitement d'une Épidémie qui vient de les affliger, j'ai cru que le détail de mes observations pourroit être utile au progrès de l'art & au bien de l'humanité. J'ose vous offrir ce premier essai : puisse-t-il être agréé de la Société, & concourir aux vues de son établissement !

J'ai l'honneur d'être avec respect & reconnoissance,

MONSIEUR,

Votre très-humble & très-obéïssant serviteur. VILLAR, D.M.

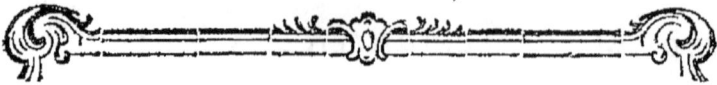

PRÉFACE.

L'OBSERVATION poſa les premiers fondements de l'art de guérir, elle l'a ſoutenu dans les différentes révolutions qu'il a ſubies : elle y mettra ſans doute le dernier ſceau, & le rendra pour toujours fixe & invariable.

Hippocrate, doué par la nature d'un génie ſupérieur, devint, à l'aide de l'expérience, le premier & le plus grand des Obſervateurs : auſſi s'eſt-il fait admirer pendant la durée des ſiecles qui nous ſéparent de lui. Les ſectes des Philoſophes ſont venues, les révolutions des Empires, les découvertes dans les Sciences, & ſurtout dans la Phyſique & dans la Chymie, ont produit des changements preſqu'inévitables, qui ont fait perdre de vue l'obſervation. Les qualités occultes, les définitions de mots, des recherches trop ſubtiles, trop métaphyſiques, l'explication des phénomenes de la Nature, nous ont fait oublier ſa marche dans la conſervation & le rétabliſſement du corps humain, ſain & malade. Le principe vital qui dirige ſes fonctions & l'emploi de ſes

forces réparties fur fes différents organes,
fut fouvent méconnu : pour s'en former
une idée, on voulut le comparer : les
qualités de l'air, le monde élémentaire,
les propriétés phyfiques de la matiere,
les Méchaniques, l'Hydraulique, la Chymie furent mifes à contribution ; tandis
qu'il falloit fubordonner ces connoiffances
à l'économie animale, pour les rendre
relatives au corps humain & utiles au progrès de la Médecine.

Perfuadés de ces vérités, les Médecins
de notre fiecle fe font rapprochés de la
méthode d'Hippocrate ; ils ont vu que les
corps animés ont certains rapports entre
eux quant aux fonctions vitales, mais
qu'ils different effentiellement de tout ce
qui les environne.

D'après cet apperçu, le climat, la faifon, le régime, le tempérament, l'âge,
le fexe, les conftitutions épidémiques,
peftilentielles, &c. influent plus ou moins
fur la fanté & fur les maladies ; mais les
moyens qu'emploie la Nature pour les
combattre, font toujours dirigés par le
principe vital, dont la marche eft conf-
tante & uniforme, quoique modifiée par
nos organes & par le génie particulier de
chaque conftitution.

L'ouvrage que nous rendons public,

eſt fait ſur le même plan. Nous avons donné la topographie du Valgaudemar & du Champſaur; & nous avons parlé de la conſtitution de l'année qui précéda l'épidémie, & des maladies endémiques de ces pays.

L'épidémie du Valgaudemar & du Champſaur s'étant annoncée par une marche peu analogue aux maladies ordinaires, avant de recourir aux reſſources que notre poſition pouvoit nous offrir, nous avons cru devoir faire quelques recherches dans les Auteurs qui avoient écrit ſur des épidémies qui pouvoient avoir quelque rapport de ſymptome, ou de climat, avec celle que nous avions à combattre.

La deſcription des ſymptomes de cette fievre, eſt ſuivie du régime & du traitement que nous avons employé. Les criſes, les remedes préſervatifs font l'objet d'autant de chapitres ſéparés. Et nous avons terminé notre ouvrage par quarante-deux obſervations, qui contiennent toutes les variétés particulieres de l'épidémie, & le traitement employé pour combattre les ſymptomes qu'elles ont préſentés.

Comme ces fievres, ainſi que toutes les maladies peſtilentielles, tant chez les hommes que chez les animaux, offroient conftamment des embarras au foie, des collections de bile ciftique, & même des diarrhées bilieufes, abondantes & colliquatives, qui en mettant le cerveau à l'abri des métaftafes, des tranfports, du délire, opéroient la fonte du fang, épuifoient les malades, rendoient leurs maladies acritiques, & la convalefcence trèslongue, nous avons cru devoir nous livrer à quelques recherches touchant l'origine, la formation de la bile, & fon influence dans les maladies putrides. Ces recherches appuyées d'obfervations fur le fang, fur l'effet de la faignée, des véficatoires dans les maladies qui attaquent la texture du fang, nous ont conduits à à une nouvelle théorie qui nous paroît préfenter la fonction du foie fous fon vrai point de vue; fait voir ce vifcere, non comme l'organe de la fanguification, ainfi que les anciens l'avoient cru, mais au contraire, comme le terme où aboutit la circulation, & comme le moyen que la nature emploie pour fuppléer aux hémorragies, remédier à la pléthore en changeant la partie rouge du fang en bile.

L'effet des véficatoires & des autres topiques, n'a pas été regardé jufqu'ici fous le point de vue le plus fimple & le plus avantageux dans la pratique de la Médecine. Ces remedes offrent fouvent un révulfif, un calmant très-fûr en plufieurs cas ; il convenoit par conféquent de s'y arrêter, & de décrire leur maniere d'agir fur le corps humain.

Enfin lorfque j'ai cru appercevoir des embarras, des contradictions dans les Auteurs, j'ai tâché d'applanir les uns & de relever les autres, fans fiel & fans amertume. Les remedes accrédités parmi le peuple ne font pas toujours à méprifer : lorfque leurs effets m'ont paru bien marqués, je n'ai pas cru devoir les paffer fous filence. J'en ai au contraire fouvent tiré des conféquences qui prouvent, qu'un corps vivant qui fait s'approprier des aliments d'une nature oppofée, les convertir en un fang toujours rouge, analogue, de même nature dans les différentes circonftances, fait auffi tempérer les excès des climats les plus brûlants & les plus froids, & tirer parti d'un remede quelconque, chaud ou froid, fec ou humide, peu importe, pourvu qu'il foit capable d'irriter, de réveiller fes organes, de changer fa maniere d'être, de faire rétrograder l'action vitale, dont l'effort étant dirigé vers l'état le plus parfait, tend toujours de lui-même à perfectionner ses fonctions, & à les rétablir.

Si en travaillant avec zele pour le bien de l'humanité souffrante, j'ai pu justifier la confiance dont j'ai été honoré pour le traitement de cette épidémie, mes vœux les plus chers seront remplis. Heureux si ce premier essai peut mériter l'approbation de la Société Royale, entrer dans le plan que les Savants qui la composent ont formé pour le progrès de l'art, & le soulagement du peuple ! J'oserai espérer alors, que le public accordera son indulgence à une plume peu exercée ; plus empressée de lui être utile, que de chercher à lui plaire par les agréments du style.

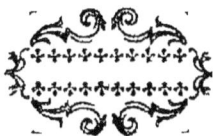

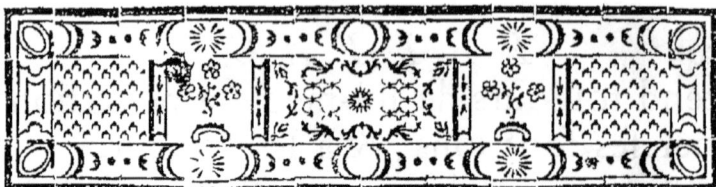

OBSERVATIONS

DE MÉDECINE.

CHAPITRE I.

Description du Valgaudemar.

L E Valgaudemar eſt une vallée très-érroite , ſituée dans l'enceinte des grandes montagnes du Dauphiné. Sa latitude eſt de 44 d. 46 m., & ſa longitude d'environ 23 d. 44 m. Le barometre marque 24 p. 8 l. dans ſon élévation moyenne , & ſa plus grande variation ne ſe porte qu'à environ quinze lignes, c'eſt-à-dire depuis 24 p juſqu'à 25 p. 3 l. (*a*). L'élévation de cette vallée , au-deſſus du niveau de la mer, ſeroit donc d'environ 400 toiſes Elle s'ouvre dans la partie inférieure du Champſaur, vis-à vis Leſdiguieres , partie du Connétable de ce nom, où ſes eaux ſe verſent dans le Drac, raſſemblées en une forte riviere nommée *Ceveraiſſe*.

(*a*) La variation du barometre eſt d'autant moins conſidérable , que l'endroit où il eſt poſé eſt plus élevé. Lorſque le tube de cet inſtrument a une ligne & au-delà, le mercure ſe tient à la hauteur marquée : mais ſi ſon diametre eſt moindre , le mercure s'éleve trois ou quatre lignes plus haut.

A

La direction de la vallée fe porte d'abord au levant en remontant la riviere : vers le milieu de fon étendue elle fe détourne un peu au fud-eft, au village appellé *le Villard*, pour reprendre fa premiere direction à *la Chapelle*. Enfin elle eft fermée dans le fond par l'élévation brufque des plus grandes montagnes de la Province, qui font adoffées à celles de l'Oyfans & du Briançonnois.

Ce pays eft fi refferré par les montagnes, qu'elles fe joignent prefque par leur bafe, enforte que lors de la crue des eaux, la riviere occupe fouvent tout le fond de la vallée, & intercepte le paffage des voyageurs. Sa longueur eft à peu près de cinq lieues, & la hauteur des montagnes d'environ treize cents toifes au-deffus du niveau de la riviere. La pente de la riviere eft d'un pouce par toife, & celle des montagnes qui conftituent la vallée, eft d'environ cinq pieds fur chaque toife, puifqu'elles s'élevent fur un angle approchant 60 d. au-deffus de l'horizon.

Dans une vallée auffi étroite, bornée par des montagnes très-élevées, portant fa direction en ferpentant & à l'abri des vents du nord & du midi, qui font les feuls vents confidérables qui regnent dans les pays circonvoifins, l'athmofphere eft néceffairement chargée d'une humidité qu'entretiennent les exhalaifons de la riviere, des bois, & les ombres perpétuelles des montagnes. Hyppocrate parlant des Scythes, femble décrire le climat du Valgaudemar. *Un air épais*, dit-il (b), *couvre leurs champs; ils habitent des endroits humides, c'eft pourquoi ils ont un hiver perpétuel* (c).

Ce qui augmente encore l'humidité de ce pays, ce font les neiges qui couvrent les fommets

---

(b) *De aëre. aq. & loc.* Edit. Hall. I. 26.
(c) Traduct. franc. par Dacier, II. 462.

des montagnes , sources fécondes des nombreu-
ses fontaines dont il est arrosé : cette grande humidité est heureusement accompagnée de beaucoup
de froid sans quoi le pays eût été encore plus
mal sain. Le thermometre s'éleve rarement au-
dessus de 18 d. de l'échelle de Reaumur ; cependant les grains de la vallée mûrissent à l'aide du
reflet des rochers & du calme de l'athmosphere
pendant trois ou quatre heures de la journée durant
les grands jours de l'été. Les hivers sont très-froids
& très-longs; les plantes y sont élancées , pâles ,
souvent jaunâtres (*d*).

Trois paroisses , contenant chacune environ cent
trente maisons , composent cette vallée ; ses
habitants sont presque tous propriétaires de quelque coin de terre qu'ils cultivent pour fournir
à leur nourriture. Ils menent une vie très-active :
ne pouvant labourer avec les bœufs, ni transporter
leur récolte & leurs engrais avec les bêtes de charge,
à cause de l'inégalité du sol & de la pente du
terrein, ils sont obligés de manier continuellement
la pioche , & d'avoir souvent la hotte sur le dos.
Cet exercice outré est peut-être nécessaire dans
un pays , trop humide pour que la transpiration & les autres fonctions naturelles pussent
s'exécuter à l'aide d'un travail plus modéré; aussi
leur arrive-t-il plus rarement d'être malades pendant l'été.

Les habitations du Valgaudemar sont des chau-
mieres peu élevées, n'ayant que le rez-de-chaussée ,
& souvent enfoncées dans la terre du côté de la
montagne. La plupart de ces maisons sont éclairées

(*d*) Le *Chrysosplenium oppositifolium* , Linn. spec. 569;
la *marchantia polymorpha*, ejusd 1603; l'*osmunda crispa*, 1522;
le *polypodium phœgopteris*, 1550 · la *viola biflora*, 1326 ; &
plusieurs autres plantes des pays froids & humides du nord,
se trouvent sur le bord des terres & parmi les champs.

par une ſeule fenêtre qui n'a qu'environ huit à dix pouces, rarement un pied de hauteur. Un arc de voûte de quatre à ſix pieds de largeur, couvre cette fenêtre, de même que la porte, pour écarter les neiges qui tombent du toit; & intercepte en même temps & l'air & la clarté. L'appartement eſt fort étroit, les planchers n'ont que ſix ou ſept pieds d'élévation, & le ſol eſt de terre, ou pavé avec de groſſes pierres.

Ces maiſons communiquent par une porte avec l'écurie, ſouvent elles n'en ſont point ſéparées; de maniere que tout concourt à les rendre très-mal ſaines en temps de maladie par le défaut de renouvellement de l'air.

Tels ſont les trous humides où ces malheureux Alpicoles ſe renferment pendant trois ou quatre mois de l'hiver, & où ils reſpirent continuellement les exhalaiſons de leurs corps, celles de leurs animaux, & des choſes néceſſaires à leur ſubſiſtance. Heureuſement le bois n'y eſt pas rare, ils ſont du feu, ſans quoi ce pays eût été inhabitable.

Il réſulte de ces obſervations, que les fievres, qui de leur nature ne ſeroient pas contagieuſes ſi les maiſons étoient plus ſeches & plus aérées, le deviennent dans ces habitations trop baſſes, humides & privées d'air.

Il eſt difficile d'inculquer au peuple le danger auquel ſa négligence l'expoſe à cet égard. MM. les Curés, qui ſont faits pour le diriger, & qui, grâces à la Phyſique du ſiecle, ſont à même de l'éclairer & de corriger ſes erreurs, doivent faire attention à ces abus, & employer tous leurs ſoins pour y rémédier autant qu'il eſt poſſible.

La nourriture de ces habitants eſt des plus lourdes & des plus mal ſaines, comme dans la plupart des pays de montagnes: un pain de ſeigle bien levé, avec tout le ſon; des ſoupes au lait ou au beurre, avec la pâte ſeche, des herbages

& un peu de viande falée, deux ou trois fois par jour, font la plus grande partie de leurs aliments. Le fromage, la battue ou lait de beurre; le pain d'orge, d'épéautre, les gruaus avec ces mêmes grains, font des mets qui varient leur régime : ils boivent très-peu de vin, & mangent encore moins de fruits; les pommes de terre croiffent en quantité dans cette vallée; elles ne fervent pas peu dans ce pays en qualité d'aliments fous toutes les formes.

La conftitution des habitants eft très-faine : foit parce qu'ils font exercés à des travaux très-durs, foit parce qu'ils mangent beaucoup de laitage; foit enfin parce qu'ils font encore mieux nourris dans cette vallée qu'ailleurs; il n'eft pas moins vrai qu'il y a peu d'habitants dans nos montagnes, qui aient plus de corpulence, & qui foient plus mufculeux.

Les enfants languiffent fouvent, du moins le plus grand nombre, avant que leur tempérament ait acquis affez de force pour fe fouftraire aux impreffions du climat trop humide qui les fatigue. La petite vérole y eft plus mauvaife que dans les pays voifins; les vers y font fréquents, & le rachitis moins rare. Les filles y font ordinairement plus pâles qu'ailleurs, & leurs regles paroiffent entre feize & vingt ans. Le goîtte eft la feule maladie endémique dans ce pays : il eft affez commun chez le fexe, pour que fes traces fe montrent fur la moitié des fujets; au lieu qu'entre dix hommes, à peine y en a-t-il un qui en foit atteint. Quelques familles font attaquées du vice écrouel-leux; mais quoique le goître fe manifefte très-fouvent, tous ceux qui font atteints de cette der-niere maladie, ne font pas écrouelleux. Ces vices, rendus plus apparents & plus rebelles par l'humidité naturelle au pays, retardent l'apparition des regles, occafionnent des pâleurs, des obftructions, la

reigne, l'hydropiſie, &c. maladies rébelles & qui
font périr pluſieurs ſujets de langueur. J'ai même
regardé le froid, joint à une athmoſphere humide,
comme l'unique cauſe endémique des goîtres,
qu'on a aſſez ordinairement attribués aux eaux
de neiges qui abreuvent les habitants des vallées
des Alpes (*e*).

Les animaux de ce pays ſont les vaches, les
moutons, brebis, chevres & cochons ; ils y ſont
ordinairement auſſi ſains que dans le Champſaur,
dont nous parlerons plus bas. Les chevres ont
ſouvent la gale , & pluſieurs en périſſent ; les
moutons & brebis en ont auſſi, mais elle eſt plus
benigne dans cette eſpece ; pluſieurs meurent de
ſéchereſſe, ſoit pour avoir le poumon racorni,
rempli de tubercules , ou adhérent aux côtes.
Nous parlerons des maladies des bêtes à cornes
dans le chapitre ſuivant.

Les montagnes du Valgaudemar ſont preſque
toutes graniteuſes ; leurs ſommets ſont couverts
de prairies. On y a trouvé quelques filons de
mines de plomb & de cuivre ; il eſt probable
qu'elles en renferment un plus grand nombre.
Le *mica*, le ſchiſte dur, le talc, la ſerpentine, la
pierre ollaire, le ſchorl, le feldſpath, le quartz, &c.
compoſent les maſſes & l'*attritus* qui forme les

(*e*) J'ai eu occaſion de voyager dans toutes les vallées
de cette Province, & j'ai remarqué que le goître eſt plus
fréquent dans celles qui ſont froides, fermées dans le
fond, & qui s'ouvrent dans toute autre direction qu'au midi.
J'ai obſervé au contraire que cette maladie eſt inconnue
dans les vallées ouvertes des deux côtés , quoiqu'auſſi froides
& n'ême plus, quoique ſituées parmi les montagnes calcaires,
abreuvées par des eaux de neige. Ces obſervations m'ont
fait conjecturer que le goître pouvoit dépendre d'une
athmoſphere froide & humide, croupiſſante par le défaut
de mouvement de l'air En 1777 j'eus l'honneur de pré-
ſenter à la Société Royale de Paris un mémoire à ce ſujet
qu'elle daigna recevoir parmi ceux qui devoient concourir à élire ſes Correſpondants.

atterriſſements ou les grouppes ſecondaires appuyés ſur la baſe de ces montagnes. On ne connoît, dans ce pays, aucune mine de ſoufre ni de charbon, ni aucune fontaine minérale, excepté une fontaine ſulphureuſe qui ſe trouve ſur la rive droite de la riviere, au-deſſous de Saint-Firmin, près du Drac, tout-à-fait hors de la vallée.

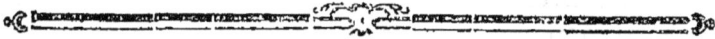

CHAPITRE II.

Du Champſaur.

L E Champſaur eſt une vallée très-conſidérable, ſituée dans les hautes montagnes de la Province; ſa latitude & ſon élévation ſont peu différentes de celles du Valgaudemar, mais ſon climat eſt beaucoup plus ſec. La direction du Champſaur ſe porte du nord au midi & un peu au levant, en remontant le cours du Drac qui diviſe la vallée en deux parties. La pente de ce torrent eſt d'environ un pouce ſur chaque toiſe; mais celle des ruiſſeaux latéraux qui vont verſer leurs eaux dans ſon lit, eſt deux fois plus rapide; en ſorte que le Champſaur préſente un berceau très-évaſé, dont la longueur eſt d'environ ſix lieues ſur deux lieues de large, non-compris les montagnes. Ce pays eſt ſéparé du Gapençois par le *Mont-Bayard*, montagne peu élevée & néanmoins très-froide, à cauſe des vents du nord, qui ſont dirigés par la poſition des montagnes voiſines qui bornent la vallée du Champſaur au levant & au couchant, & qui ne contribuent pas peu à augmenter leur violence & à rendre le Champſaur très-froid & très-ſec.

Cette courte deſcription du Champſaur, de ſa hauteur, de ſa ſituation, de la pente de ſon terrein, fait voir que ce pays eſt très-aéré, peu chargé d'eaux relativement à l'inclinaiſon du ſol peu propre à multiplier leur ſurface. Les neiges qui couvrent les montagnes voiſines rendent les vents très-froids; la mer eſt fort éloignée; les vents du midi ne frappent le pays que très-obliquement; il n'y a aucune eau croupiſſante, aucun lac ni marais conſidérable; auſſi le pays eſt fort ſec & plutôt froid que tempéré. Les hivers ſont longs & rigoureux, à cauſe de la quantité de neige qui ſéjourne ſouvent pendant deux, trois ou quatre mois de l'année, & des vents du nord qui y dominent (*h*).

La nourriture des habitants du Champſaur, eſt des plus frugales. En général elle diffère peu de celle des habitants du Valgaudemar. Le pain de ſeigle, les ſoupes farineuſes au lait, ou avec le jardinage, le petit-lait, le fromage, le beurre, l'eau pour boiſſon, ſont leurs aliments ordinaires.

Les travaux de la culture des terres s'y font par le ſecours des beſtiaux, & ſont moins durs que dans le Valgaudemar, relativement au pays qui préſente moins de difficultés. Auſſi nos laboureurs ont les jambes moins gorgées, les épaules moins larges, la taille plus déliée, & paroiſſent en même temps plus colorés & plus délicats.

Il y a peu de maladies endémiques dans le Champſaur. Les humeurs froides ne ſont pas rares dans quelques villages, mais cette maladie eſt le

---

(*h*) Le thermomètre deſcend ſouvent juſqu'à dix degrés au-deſſous de la glace, pendant les grands froids de l'hiver qui ſe font ſentir ici depuis le 20 décembre juſqu'au 10 février : quoiqu'il s'élève quelquefois juſqu'à vingt-cinq degrés pendant l'été, les matinées & les nuits ſont ſi fraîches, qu'il n'eſt pas rare d'obſerver dix ou douze degrés de différence du jour au lendemain.

produit de certains germes qui exiſtent dans les familles, & non l'effet d'aucune cauſe générale connue. Les enfants en général ſont bien colorés & bien conſtitués ; ils ſe reſſentent peu des maladies de leur âge, ſi l'on excepte les croûtes, ou rache bénigne, qui les affecte ſouvent en hiver, & quelquefois les vers. La rougeole & la petite-vérole ſont ſouvent malignes ; en général elles ſont bénignes durant les trois quarts de l'année, mais la derniere eſt plus meurtriere pendant la fin de l'été & le commencement de l'automne ; comme la premiere dans le printemps & le commencement de l'été. Les filles ne ſont réglées qu'à l'âge de dix-ſept ou vingt ans, quoique très-colorées & bien conſtituées. La frugalité, l'exercice pénible, la vie champêtre, l'éducation peu propre à exalter l'imagination, ſont des cauſes ſuffiſantes pour contrebalancer la diſpoſition du climat.

Quoique les maladies inflammatoires ſoient très-ordinaires dans le Champſaur, elles exigent un nombre de ſaignées moins conſidérable qu'ailleurs. La ſaignée eſt cependant très en vogue dans ce pays, comme remede de précaution. Si les gens de la campagne ſe font ſaigner ſouvent par pré-jugé & par habitude, l'on peut dire auſſi que le ſuccès qu'ils retirent de cette opération, juſtifie ordinairement leur uſage. Le printemps eſt la ſaiſon où le ſang fait, comme l'on dit communé-ment, *la guerre* aux femmes & aux jeunes gens de ce pays. Les gens de l'art ſont en uſage de tirer une livre de ſang, & ſouvent plus, dans une ſaignée de précaution. Je les fais ordinairement moindres, & je ne m'apperçois pas que l'utilité en ſoit moins marquée. Les rhumes d'hiver, les pleu-réſies, qui ſans contredit exigeroient la ſaignée, ſont traités ici par la boiſſon chaude, la chaleur du lit, ſouvent par le vin aromatiſé avec le poi-

vre, la canelle, &c. ; & l'on fait appeller le
Médecin au bout de quelques jours, lorſqu'il
n'eſt plus temps de faire des remedes. Les éréſi-
pelles, les fluxions, les maux de gorge, ne ſont
pas rares non plus, & la ſaignée eſt le remede
le plus ſouverain en pareil cas.

Une cauſe aſſez générale des maladies dans le
Champſaur, c'eſt l'inaction dans laquelle les
habitants paſſent preſque l'hiver entier dans leurs
écuries. Le trop long ſéjour dans l'air humide,
chargé de la tranſpiration des animaux, & de
la vapeur de leurs excréments, fait d'ailleurs
paſſer les corps dans des extrémités oppoſées. L'air
du dehors eſt ſec & froid juſqu'au dixieme ou
douzieme degré au-deſſous de la glace ; celui
des écuries eſt humide & chaud juſqu'au quinzieme au-deſſus : il n'eſt pas ſurprenant que le
poumon & les vaiſſeaux de la peau, affoiblis
par la chaleur, éprouvent par ce changement
ſubit, des reſſerrements, des conſtrictions ; d'où
naiſſent des points de côté & d'autres incommo-
dités. Le repos joint au froid, reſſerre le corps
& les vaiſſeaux, condenſe le ſang, le rend plus
épais & moins agité. Le travail du printemps,
joint à la chaleur, le raréfie tout-à-coup ; delà
naiſſent les congeſtions inflammatoires dans le
poumon, le cerveau, les lombes, &c. Le
meilleur préſervatif en pareil cas, c'eſt la ſaignée,
les délayans & l'exercice pendant l'hiver.

Le vice vénérien paroît très-rarement dans nos
villages ; il n'y a que les gros endroits où ce
virus a infecté quelques ſujets, qui en ſont
d'autant plus affligés, que ces perſonnes, peu
nombreuſes, n'oſent ſe déclarer, & que le climat
paroît peu propre à le développer. Nous avons
pluſieurs obſervations aſſez ſures, qui prouvent
que, d'anciennes gonorrhées mal traitées, des
ſymptomes légers qui ſe ſont pour ainſi dire

naturalifés dans le fujet , ont occafionné des
excoriations , des pertes , de fauffes couches , de
faux germes, des fleurs blanches, des pâleurs , la
fterilité , &c. fans occafionner aucun fymptome
vraiment décifif. Les enfants n'ont pas toujours
réfifté aux épreuves du virus ; plufieurs ont été
contrefaits , excoriés , d'autres font morts dès leur
plus tendre enfance. Quoiqu'il en foit , ce virus
nous a paru très-diftinct du vice écrouelleux en
pareil cas ; & fi ce dernier , exiftant dans plufieurs
familles , reconnoiffoit le premier pour caufe,
il céderoit au mercure ; ce qui n'arrive pas. Les
véficatoires, les fetons , les purgatifs vigoureux
à petite dofe, l'extrait de ciguë, celui d'aconit, nous
ont paru efficaces en plufieurs cas pour combattre le vice écrouelleux. A l'égard du vice
vénérien mitigé , & pour ainfi dire dégénéré,
dont nous venons de parler , nous n'avons pas
affez d'obfervations pour pouvoir affurer fi le traitement ufité peut fuffire (1).

Si l'énumération des maladies les plus fréquentes eft néceffaire pour faire connoître le climat
d'un pays, il n'eft pas moins utile de connoître
celles qui ne s'y rencontrent que rarement ou
prefque jamais, pour donner une idée plus précife
du climat qui les exclut. Les fievres d'accès
font bien dans ce cas relativement au Champfaur : en effet , elles y font fi rares qu'il faut
qu'un fujet les y porte d'ailleurs, qu'il couche
perpétuellement à l'humidité, comme font la plupart des meûniers, ou qu'enfin fon tempérament y
foit tout-à-fait difpofé , pour qu'elles s'y rencontrent. Les fievres continues, les fievres dépuratoires
de Quefnai, que plufieurs nomment putrides , les
fievres bilieufes avec redoublement , les fievres
dyffentériques, &c. y font au contraire affez com-

_____
(1) Depuis lors j'ai eu occafion d'employer avec fuccès l'extrait de ciguë, mêlé avec égale quantité d'éthiops mineral.

munes. Les fievres intermittentes , malignes , dé-
guifées , ou plutôt ces affections graves qui imi-
tent la marche de ces fievres , & qui fe guériffent
avec le quinquina , ne font ni fi communes que
ces dernieres , ni fi rares que les premieres.

Les maladies analogues aux quatre faifons de
l'année , obfervées par Hippocrate (*k*), par Baillou,
Sydenham , & avec plus de précifion encore par
M. Grant , Médecin Anglois , font moins marquées ici qu'à Londres. En général , l'état inflammatoire commence & fe fait fentir ici depuis le
mois de février jufqu'à la mi-avril ; la bile fe manifefte depuis le mois d'août jufqu'au mois d'octobre , par quelques fievres ardentes bilieufes , quelques dyffenteries ; rarement par le cholera-morbus.
L'état glaireux & cachectique produit quelques
catharres , des rhumatifmes chroniques , des fievres
lentes , &c. vers les mois de novembre & décembre , mais la pituite paroît peu diftinguée de ces
trois états.

Les beftiaux que nourrit le Champfaur , font
les bœufs & les vaches pour le labourage ; les
chevaux , juments , ânes & âneffes pour le tranfport ; les moutons , & rarement des chevres. Il y
a eu quelques maladies mortelles depuis cinq à
fix ans parmi le gros bétail ; les bêtes de charge
y ont été moins fujettes. La petite vérole , la picote
des bêtes à laine , font peu meurtrieres dans ce
pays ; mais l'inflammation de poitrine , l'afthme ,
la phthifie pulmonaire , en font périr beaucoup.
En général les troupeaux qui paffent un certain
temps le long des eaux du Drac , dans des îles
plates & humides , font fujets à périr de cette derniere maladie , comme nous l'avons obfervé en
parlant du Valgaudemar. Les bêtes à cornes font

_____

(k) *Aphor. Sect. III , &c. in libr. de naturâ hominis & de
mere , aq. & loc. &c.*

très-sujettes à une maladie appellée grenouillette ou *grenouilla*, laquelle se manifeste par l'épaisseur, la rougeur & le gonflement des veines de la langue, & se guérit par les scarifications répétées sur cette partie. Il est étonnant combien ces scarifications, qui n'évacuent que quelques onces de sang, soulagent à l'instant ces animaux. C'est en même temps la maladie la plus commune & la plus aisée à guérir au moyen de ce remede. J'aurai occasion de revenir sur ces traitements, en parlant de celui des épidémies en général, dans un chapitre particulier. Je n'entrerai pas ici dans un plus grand détail au sujet des maladies des autres animaux. Je me borne à donner une idée de ce qui peut faire connoître plus particuliérement la température du Champsaur, & l'épidémie dont nous allons donner les détails. Ces observations isolées, ne sauroient être d'ailleurs que d'un foible secours pour les maladies des animaux.

CHAPITRE III.
Constitution de 1779.

Oportet autem perdiscere unamquamque temporum constitutionem, & quemque morbum, & qui morbus sit bonus & qui periculosus, aut in constitutione aut in morbo. Hipp. de dieb. judicator. ed. Hall. II. 216. Bianch. hist. hepat. 216.

Quoique la constitution de l'année ne soit pas la seule cause des maladies épidémiques, il n'est pas moins vrai que ses variations, & sur-tout les passages subits du froid au chaud, du sec à l'humide, sont des sources fécondes de maladies (*l*).

(*l*) Les années pluvieuses sont suivies de fievres malignes épidémiques. Pinard, *differt sur la fievre miliaire, pag.* 32.

L'hiver de 1779 fut humide , pluvieux ; les vents du midi régnerent pendant preſque toute cette ſaiſon. Ils avoient été les mêmes pendant l'automne ; des pluies fréquentes , ſubites, précédées de ſécherefſe , avoient occaſionné des inondations preſque générales dans la Province. Grenoble en avoit éprouvé une des plus fortes le 25 octobre 1778 , par le débordement des eaux de l'Iſere. Le Valgaudemar n'en fut pas plus exempt ; il eſſuya pluſieurs malheurs occaſionnés par la crue des eaux de la riviere qui parcourt cette vallée ; des fonds & même des maiſons furent emportées par les ravins ; les eaux pénétrerent dans des endroits où elles parviennent rarement. L'impreſſion de ces malheurs , les travaux forcés en pareil cas , ſont autant de cauſes capables d'affecter les eſprits , & de faire éclore certains levains de maladies d'autant plus dangereux , que le germe en a croupi plus long-temps. Il eſt des inſectes qui n'exiſtent que dans le temps des grandes ſécherefſes ; l'humidité les fait périr , mais l'eau n'emporte pas toujours les reſtes de la pourriture qui les détruit. La terre n'éprouve pas le contact de l'air ni des pluies ordinaires à une certaine profondeur ; auſſi les fortes pluies dégagent des odeurs & des exhalaiſons juſqu'alors inconnues , & qui ſont ſenſibles à l'odorat. Des feux follets , pluſieurs aurores boréales parurent pendant l'hiver ; & le peuple , qui n'eſt que l'écho des erreurs , ainſi que des découvertes des Savants (*m*) , ne manqua pas d'annoncer & de craindre des maladies à venir. Quand même ces météores n'auroient d'autre effet que d'ébranler

---

Hippocrat. *lib. de flatib.* Ed. Hall. III. 437 , attribue les maladies épidémiques à l'air que nous reſpirons ; ce pere de la Médecine parle des influences de l'air dans tous les traités de ſes ouvrages.

(*m*) Mercurial. *de febrib.* 626 , &c.

l'efprit des gens trop crédules ou trop peu inftruits, c'en eft déjà un trop fort pour ne pas concourir aux maladies populaires. Il eft probable qu'ils en ont un autre bien plus réel, & auquel les Philofophes mêmes ne fauroient fe fouftraire, puifque les feux du ciel, les météores de tout genre font, finon la caufe, au moins l'effet prochain de l'inconftance de l'air; du défaut de combinaifon & de proportion de fes parties, de l'excès trop confidérable de fa fécherefe, ou de fon intenfité; c'eft-pourquoi les anciens qui n'ont rien négligé dans leurs obfervations, ont remarqué (*n*) que les maladies contagieufes étoient prefque toujours précédées de pareils fignes. L'air eft un élément de premiere néceffité : quoique nous ne connoiffions pas abfolument fa nature, les obfervations de tous les fiecles ont prouvé que fa falubrité dépendoit de la proportion de fes parties, & de la jufte modération de fa température (*o*).

Le printemps de 1779 fut d'abord des plus beaux, enfuite très-froid fur fa fin. Les maladies ordinaires à chaque faifon ne parurent pas, non plus que celles de l'hiver. La rougeole feulement fut très-mauvaife. Si le changement des faifons force notre corps à payer un tribut aux maladies, il eft certain que l'abfence de ces indifpofitions ordinaires à chaque faifon, ne fauroit nous tranquillifer entiérement fur l'avenir.

L'été fut froid & très-fec dans ce pays. Quelques chaleurs, accompagnées de fécherefe, parurent dans les mois d'août & de feptembre (*p*). Au mois

---

(*n*) Ariftot. I. *probl.* 10.
(*o*) *In inconftantibus autem (temporibus) inconftantes (morbi) difficulter judicantes.* Hipp. *Aph.* III. 8. Ed. Hall. I. 470.
(*p*) *Quòd fi borealis fit æftas, neque pluviofus; pituitofis & maximè naturâ humidis & mulieribus confert : biliofis autem infeftiffimum, valdè enim exficantur fuperveniuntque febres acutæ & diuturnæ.* Hipp. *de aer. aq. & loc.* Ed. Hall. I. *pag.* 18.

d'octobre ſurvinrent des pluies extraordinaïres , & les maladies de l'été n'eurent pas lieu. Les fruits ne ſe conſerverent pas, les vers en avoient atta-qué une partie, & le reſte ne pouvoit être préſervé de la pourriture. Pluſieurs aurores boréales paru-rent encore pendant l'automne, & quoiqu'elles arrivaſſent dans un temps pluvieux, une très-longue ſécherеſſe les avoit précédées.

L'art de la Médecine eſt ſi difficile , que le détail des plus petites circonſtances, ne ſauroit être indifférent (*q*). Le Médecin qui obſerve les chan-gements des temps & l'inconſtance des ſaiſons, trouve ſa tranquilité & le ſalut de ſes malades, où d'autres perſonnes ne verroient que des détails minutieux (*r*). Tout ce qui peut intéreſſer la ſanté des hommes paroît à ſes yeux bien pré-cieux, s'il a le don & la ſagacité néceſſaires pour en faire une juſte application. Hippocrate ne négli-geoit rien; on trouve partout dans ſes livres cet eſprit pénétrant, ce génie obſervateur, qui lui ont aſſuré une gloire immortelle & une réputation à l'épreuve des temps & même de ſes ennemis. Il vouloit que le Medecin portât ſes vues même ſur les objets qui ne paroiſſoient avoir, avec ſon art, qu'un rapport éloigné; & c'eſt de ces détails qu'éma-nent les ſources fécondes de cet art & le ſuccès de ſes entrepriſes (*s*).

____

(*q*) *Medicina ut citò addiſcatur , fieri nequit , proptereà quod in ea firma aliqua doctrina tradi non poteſt.* Hipp. *de loc. in hom.* Ed Hall. I, 83.
(*r*) *Ars medica brevem habet actionem, & qui hoc novit, novit quæ ſint rerum ſpecies* Hipp. l. c. p. 85.
(*s*) *Non poſſibile eſt morborum naturam cognoſcere...... niſi quis noverit naturam in indiviſibili.* Hipp. *de morb. virgin.* Ed. Hall. III, 409.

CHAPITRE

CHAPITRE IV.

Description de l'épidémie de 1779 & 1780.

§. I. LES obfervations relatives aux climats du Valgaudemar & du Champfaur, quoiqu'un peu différentes, ne nous empêcheront pas de réunir ici fous un feul chapitre la fievre épidémique maligne qui a régné dans l'un & dans l'autre pays pendant la même année. Le fol plus humide & moins aéré du Valgaudemar, nous ayant procuré des malades dont la peau étoit moins feche, & les chairs moins affaiffées, plus fujets aux vers & aux redoublements que ceux du Champfaur ; nous avons feulement été plus réfervés fur les faignées, & nous avons infifté fur les évacuants, les apéritifs, les fébrifuges, &c.

Dans le Champfaur, au contraire, où l'air eft plus fec, nous avons employé les humectants, fait quelques faignées, ménagé le kina & les autres toniques. Cependant, malgré cette différence de climat, nous avons trouvé des fujets qui par leur conftitution particuliere, relativement à leur âge, leur fexe, &c. auroient pu & auroient dû être traités non comme leurs compatriotes, mais comme les habitants de la vallée oppofée, & *vice verfâ*. Les fymptomes, d'ailleurs, qui fervent à caractérifer cette épidémie, font communs à l'une & à l'autre pays.

Une différence plus remarquable que celle qui dépend des lieux, confifte dans les termes de l'invafion, de l'intenfité & du déclin de l'épidémie. Le premier de ces degrés peut être fixé depuis le mois d'août jufqu'au mois de décembre ; le fecond comprend ce

B

dernier mois & celui de janvier ; le troifieme, le mois de février & le mois de mars.

§. II. Durant le mois d'août, & jufqu'à la fin du mois de novembre, la plupart de ces maladies s'annonçoient avec le fynptome de la fievre nerveufe d'Huxam (*t*) ; quelques uns fembloient n'avoir qu'une fievre continue, prolongée jufqu'à trois femaines fans redoublements marqués. Pendant les mois de décembre & de janvier, les malades furent plus nombreux, les maladies plus longues, & elles avoient le caractere des *fievres putrides*, malignes & pétéchiales. Ceux qui éprouvoient des fymptomes moins violents, confervoient un caractere de fievre nerveufe avec des pétéchies. Enfin durant le mois de février, l'épidémie s'affoiblit, quelques douleurs de tête, très-rares auparavant, un pouls plus ferme & plus élevé, quelques hémorrhagies auffi avantageufes qu'elles étoient funeftes dans les autres temps, firent connoître que l'hiver avoit opéré cette difpofition favorable du fang, qui ne tendoit plus à la diffolution putride comme auparavant. L'épidémie finit vers la fin de ce mois & vers le commencement de mars, par quelques fievres fynoques continues, par quelques mauvais rhumes, & par la complication de ces deux maladies.

§. III. Si ces trois différents degrés de maladie euffent été rigoureufement obfervés par la nature, nous n'euffions pas héfité à fuivre fa marche dans l'expofé que nous allons faire de cette épidémie. Mais la regle de la nature eft de n'en avoir aucune; & il en eft de ces divifions, comme de la différence que nous avons obfervée entre les malades du Valgaudemar & ceux du Champfaur. Quoique le climat & la faifon introduifent néceffairement

(*t*) Effai fur les fievres, *pag.* 88 *& fuiv.* ; *vide obf. de aere & morbis epidem. menf. augufti*, *&c.*

quelque changement dans le plus grand nombre, il n'eſt pas moins vrai que tous ſe reſſemblent par un fond de caractere qui conſtitue la maladie régnante. Une plus grande préciſion à ce ſujet ne peut ſe trouver dans l'hiſtoire des maladies, qu'en prenant un aſſez grand nombre de malades dont on expoſe l'âge, le ſexe & le tempérament, avec les ſymptomes, le traitement & la durée de leur maladie, pour conſtater les variétés principales de l'épidémie ; c'eſt ce que nous avons fait dans notre dernier chapitre : nous nous contenterons de rapporter ici les ſymptomes eſſentiels de l'épidémie, en ſuivant l'ordre dans lequel ils ſe préſentent naturellement au Médecin.

Symptomes tirés de la face, des yeux & des ſenſations.

§. IV. Pluſieurs perſonnes avoient l'air affaiſſées & paroiſſoient maigrir quelques jours avant de ſe mettre au lit. Leurs yeux paroiſſoient plus éteints, plus abattus (u); d'autres craignoient la lumiere, avoient les yeux rouges & ne pouvoient ſouffrir aucune clarté. Leur eſprit étoit moins tranquille (x) ; ils dormoient moins, quoiqu'aſſoupis (y) ; ils ſe plaignoient de laſſitudes ſpontanées, de quelques légeres douleurs. Ces préludes ne pouvoient cependant ſervir à conſtater la maladie, qu'autant qu'ils étoient ſuivis par d'autres ſymptomes plus conſidérables ; car il n'eſt pas ſans

---

(u) *Facies tetra & à naturali ſtatu multùm aliena, vividaque vi ſpiritu deſtituta.* Bell. de febr. 222. *Namque ſi lumen* (*oculi*) *refugiant, mala & pernicioſa.* Hipp. progn. Ed. Hall. I, 170.

(x) *In omni morbo valere mente & benè ſe habere ad ea qua exhibentur, bonum ; contrarium verò, malum.* Hipp. Aph. II, 33. Ed. Hall. I, 467.

(y) *Febres ſoporoſa, vigilias inducentes, exſudantes, maligna.* Hipp. pradict. Queſn. fievr. I, 437.

exemple, d'en avoir vu plusieurs se relever de cet
état, après avoir langui ainsi pendant deux ou
trois semaines.

Pouls.

§. V. Le pouls étoit souvent dur & un peu fréquent, c'est-à-dire, augmenté d'environ une pul-
sation sur huit pulsations ordinaires pendant les
préludes. La saignée alors m'a paru utile, à en
juger par le petit nombre de malades que j'ai vu
d'assez bonne heure pour pouvoir la pratiquer.
Cette opération accompagnée du régime, d'une
purgation, ou d'une tisane légérement diaphorétique, faite avec les fleurs de sureau, le *poligala
amara* Linn., l'*arnica*, &c., a été suivie de moiteurs & d'un soulagement marqué (z). Lors de
l'invasion de la maladie, les forces s'abattoient,
le pouls devenoit plus mou, plus foible, rarement
plus élevé, souvent plus fréquent & inégal (¶).
Le délire, l'assoupissement survenoient au bout de
quelques jours ; mais ces symptomes n'arrivoient pas
constamment, sur-tout si le malade avoit été évacué au commencement, ou s'il prenoit la diarrhée.

La langue.

§. VI. La langue ne changeoit pas d'abord de
son état naturel, mais au bout de quelques jours,
d'une semaine, plus ou moins, elle devenoit plus

(z) Nous avons très-rarement rencontré le pouls dilaté,
souple & vraiment critique dans cette maladie : nous
avons observé chez quelques sujets, le pouls *dicrote* ou
rebondissant, mais ce pouls n'étoit pas de durée ; cependant ces malades ont eu de légers saignements de nez
symptomatiques. Le pouls alloit de quatre-vingt à cent
dix pulsations, rarement jusqu'à cent quarante dans les
malades qui ont échappé : en général il étoit petit &
convulsif.

(¶) *Pulsus aqualis & tenorem servans, bonum ; inor-
dinatus, inaqualis & contractus, periculosus.* River. prax.
432.

vermeille, plus lisse, souvent d'un rouge vif, & paroissant plus mince qu'à l'ordinaire. A cet état succedoit la sécheresse, occasionnée par le défaut de sécrétion du mucus naturel qui lubréfie cette partie (*a*); rarement elle devenoit noire, & lorsque ce symptome avoit lieu, il étoit de bon augure; il se rencontroit ordinairement chez les bons sujets, & leur maladie étoit souvent suivie de quelques mouvements critiques (*b*); chez d'autres elle étoit tremblante, & les malades ne pouvoient la tirer, (*c*) ce qui étoit d'un très mauvais augure. Le jeu des tendons & quelques autres mouvements convulsifs suivoient ordinairement ce symptome, ou en étoient accompagnés. Plusieurs malades (*d*) l'éprouvoient, quoique nous n'eussions pas négligé de les secourir au commencement (*e*).

(*a*) Home qui a très-bien écrit sur les fievres nerveuses, observe que la langue est humectée blanche, ce qui me feroit croire que les fievres dont il parle étoient différentes des nôtres; *Principes de Mé*. III

(*b*) Il semble qu'Hippocrate avoit fait cette remarque; après avoir parlé de la langue rude, gercée, qui, pour le dire en passant, n'est pas toujours mortelle, il dit: *si verò valdè nigrescat, in quatuor ultimâ die inflammationem fore significat*. Coac. Ed. Hall. II, 162.

(*c*) *Motus tremuli manuum & linguæ, funesti esse solent*, Hipp. *progn.* I. Ed. Hall. 170. River. *prax.* 332. *Lingua tremula cum rubore juxta nasam & alvo liquida, si reliqua sine signis sint circà pulmonum, malum est, & celeres purgationes & perniciosas significat*. Coac. prax. Ed. Hall. II, 161.

(*d*) Voyez l'observation 24ᵉ.

(*e*) Grant, *Tr. des fiev.* III, 131, dit que ces symptomes n'ont lieu que lorsque les secours sont négligés au commencement. Nous osons dire avec tous les égards qui sont dus à un Praticien aussi respectable, qu'il est des cas chez nous, où les secours les plus appropriés nous ont paru très-inutiles, pour ne pas dire nuisibles; & *Valeriola* avoit déjà fait cette remarque: la nature est si déconcertée dans les fievres malignes; les fonctions de l'*économie* animale sont si bouleversées qu'on ne peut compter sur l'efficacité des remedes, que lorsque la marche d'une épidémie étant suffisamment connue, leurs effets sont bien constatés.

La soif fut toujours très-modérée chez les personnes dangereusement malades (f); il falloit souvent les solliciter & les presser pour boire, pendant que l'aridité de la langue, la sécheresse, la chaleur brûlante de la peau, & les autres symptomes paroissoient l'indiquer. C'est le propre des maladies nerveuses, de ralentir la soif, & même d'imprimer au malade une répugnance très-marquée pour les liquides.

L'appétit n'étoit pas toujours éteint, plusieurs en éprouvoient même les sensations naturelles, dans un temps où l'état de mal-aise, de fievre, de colliquation, n'indiquoit surément pas le besoin, ni les forces capables de digérer les aliments solides. La chaleur, ni la couleur vermeille de la langue, ni l'appétit naturel, n'étoient pas des contr'indications certaines pour l'émétique ni les purgatifs. Il arrive souvent, lorsque les matieres bilieuses se portent sur le canal intestinal, que le bas-ventre est rempli d'humeurs corrompues, sans qu'il y ait la moindre indication pour les évacuants. Au contraire, si le foyer de la maladie est dans l'estomac, la poitrine, la trachée-artere, &c., si sur-tout elle est d'un genre inflammatoire, les dégoûts, la langue chargée, même les nausées paroissent se réunir pour indiquer un vomitif qui n'est pas du tout nécessaire en pareil cas. M. de Haen a observé dans ses ouvrages, plusieurs cas rares & qui présentent des indications insidieuses; mais je ne crois pas qu'il l'ait fait à l'égard des fievres malignes, non plus que ceux qui l'ont précédé. Cette observation est d'une très-grande importance, & elle ne doit point être négligée par un Médecin qui s'attache à saisir l'en-

---

(f) *Jam observavi in febribus malignis, nec magnam sitim esse, nec lingua ariditatem.* Ballon. *Conf. med.* XIX, pag. 35. Huxham, essai sur les fievres, 113; Grant, Trait. des fievres, III, 135, ont fait la même observation.

femble des fymptomes qui eft en même d'en apprécier les conféquences. Il en eft de ces fymptomes, comme de tous ceux qu'on voudroit prendre féparément. Ce n'eft que par leur enfemble qu'ils peuvent concourir à nous donner des idées juftes fur les moyens de guérir.

Plufieurs fe plaignoient de la furdité, tant au commencement que dans le fort de la maladie. Ce fymptome a été fuivi quelquefois de fuppuration ; cependant il ne nous a pas paru des plus effentiels dans cette fievre. Souvent il fe diffipoit de lui-même, d'autrefois il étoit emporté par le flux de ventre, & difparoiffoit dès la premiere femaine (g); nous l'avons rarement obfervé fur le déclin de la maladie, & s'il étoit alors de bonne augure, les autres fignes tirés du pouls, des urines, des felles, &c. étoient bien plus décififs.

La toux, le crachement de fang, &c.

§. VII. La toux avoit rarement lieu au commencement ; elle a été accompagnée de crachement de fang chez quelques fujets, mais la fievre bilieufe étoit alors compliquée avec inflammation de poitrine. La fievre épidémique étoit ici moins fenfible, & les maladies de cette efpece n'ont pas été longues (g). La plupart des malades touffoient fur la fin ; ce n'étoit fouvent qu'au bout d'un mois ou trente-cinq jours. Comme cette épidémie n'avoit pas de marche fixe ; ce fymptome, quoiqu'il ne fût pas affez confidérable pour être critique, annonçoit cependant une efpece de coction & de changement en mieux. Si la toux étoit accompagnée de crachement de fang dans ce

---

(f) *Surditas, licet 'in principio mala, tamen in ftatu falutem protendit.* River. Prax. 332.

(g) Voyez la premiere & cinquieme obfervations.

dernier temps, elle étoit au contraire d'un mauvais présage (*h*). Si enfin d'autres hémorrhagies par le fondement, l'utérus, &c., paroiſſoient en même temps, le malade étoit preſque déſeſpéré (*i*) : pluſieurs malades rendoient quelques gouttes de ſang par le nez ; mais ces hémorrhagies étoient ſymptomatiques & peu conſidérables, comme nous l'avons dit en parlant du pouls.

Vomiſſements.

§. VIII. Preſque tous les malades avoient des envies de vomir au commencement (*κ*), c'étoit ce ſymptome, & non les friſſons irréguliers qui manquoient ſouvent, qui annonçoit l'invaſion de la maladie; quelques malades vomiſſoient des vers en vie, ce qui étoit de mauvais augure : d'autres évacuoient naturellement, ou par le moyen de l'eau tiede ou de l'émétique, beaucoup de bile verte ou jaune ; & ce vomiſſement étoit ſuivi d'un mal-être, de beaucoup de fatigue, d'une proſtration ſubite des forces, de la vîteſſe du pouls, de la rougeur des yeux, &c. Je ne doute pas que l'émétique n'ait été ſouvent donné inutilement en pareils cas; mais quel eſt le Praticien qui peut diſtinguer l'état de ſpaſme des premieres voies ſans matieres, de celui où elles contiennent des vers, de la bile, &c., lorſque les accidents ſont ſi preſſants, lors qu'une maladie épidémique eſt dans toute ſa force, doit-on ſe confier aux délayants, aux légers évacuants, tandis qu'il eſt prouvé qu'une ſecouſſe qui n'évacue rien eſt ſouvent très-avantageuſe en

---

(*h*) *Per exigua ſtillicidia mala.* Hipp. *apud* Duret, Coac. C. 12. Voyez les obſervations 18 & 19.

(*i*) *Hepatis ſputum multùm cruentum, ſive intùs ſubputridum, ſive merè bilioſum, ſtatim perniciem denotat.* Bianch. *Hepat.* 204.

(*k*) Les fievres contagieuſes n'attaquent gueres perſonne ſans cauſer des maux de cœur. Huxham. *Eſſai ſur les fievr.,* 133; Grant, *Traité des fievr.,* III, 157.

pareils cas ? d'ailleurs on n'eft pas toujours appelé
affez tôt, fur-tout dans les campagnes, & les
progrès du mal font trop rapides pour qu'on puiffe
fe difpenfer d'employer les remedes les plus actifs.
Plufieurs perfonnes prenoient l'émetique, qui n'o-
péroit que par les felles, quoiqu'auparavant elles
euffent eu de fortes envies de vomir. J'ignore
fi c'eft par la raifon qu'en donne Hippocrate (*l*),
ou fi c'eft parce que cette maladie avoit fon fiege
plus bas que l'eftomac, comme nous l'avons obfervé
à l'article de la langue, §. VI. Que les malades
euffent vomi, qu'ils euffent même été purgés les
jours fuivants, il n'étoit guere poffible d'éviter
les diarrhées importunes dont nous parlerons plus
bas (*m*).

Diarrhées féreufes & colliquatives.

§. IX. La diarrhée a été chez la plupart des
fujets, pendant la durée de l'épidémie, le fymptome le plus fréquent, le plus rebelle, & tout
à la fois le plus dangereux & le plus utile. Les
matieres étoient d'abord jaunes, épaiffes, fouvent
mêlées de vers. Il eft bon de remarquer cependant que ces infectes ne nous ont pas paru aggraver
les fymptomes de la maladie ; les felles devenoient
plus fréquentes, féreufes, grifes, hachées, fétides,
fouvent verdâtres ; d'autrefois écumeufes, rarement noires & poiffeufes. Chez quelques malades
les déjections vertes fuivoient de près le vomiffe-

(*l*) *Facilè vomentes furfum purgare, vitantes hiemem.*
Hipp. Aph. IV, 6, Ed. Hall. I, 473.
　(*m*) M. Grant, *Trait. des fievr. III*, 168, affure le
contraire, comme nous l'avons déjà dit ; il ordonne même,
dans les cas où la fievre maligne eft compliquée avec la
fynoque, les purgatifs, jufqu'à ce que la diarrhée s'arrête.
Je ne blâme point les avis de ce Praticien celebre, mais
je n'ai pu les fuivre ici, les circonftances ne me l'ayant
pas permis.

ment de même couleur, la maladie alors étoit
très-longue, fujette à des rechûtes dangereufes
pour les malades, & contagieufe pour ceux qui
les fervoient. Nous avons vu des excrétions blanchâtres & tenaces comme de la colle dans quelques
fujets dont le cerveau étoit pris (*n*). Leurs maladies ont été très - longues, mais elles n'ont pas
paru fi contagieufes que celles où les matieres
étoient vertes ou noirâtres (*o*). Les Auteurs qui
ont le mieux obfervé les maladies épidémiques,
nous ont tous laiffé de fâcheux pronoftics en
pareil cas (*p*). Cependant cette épidémie a été plus

(*n*) *Omnes dejectiones albæ, exceptis quæ à cibis albef-
cunt, non parùm damnantur.* Profp. Alp. *præfag.* L. 7, C. 11.

(*o*) Les matieres vertes font redoutables par leur crudité
& par leur dépravation. Quefn. *traités des fievr.* II, 134.
Les excréments clairs, écumeux, fans liaifon & fans
confiftance, font de mauvais augure. *Ibid.* II, 133.

(*p*) *Alvi fluxus, incertum omninò eft præfagium.* River.
de febr. peftilent. 332 ; *in hunc morbum valdè frequentif-
fimum eft, in eoque Medici prudentia valdè neceffaria eft.*
L. C. 341.
Fluxus (*alvi*) *colliquativus, infeparabilis eft febrium
peftiferarum.* Mercur. *de feb.,* 628. Galen. *comment.* III,
in 3 *epid.* texte 55.
M. Charmeil, Chirurgien Major de la Citadelle à Mont-
dauphin, qui a pratiqué la Médecine avec un fuccès
digne d'éloge pendant quinze ans, dans les vallées du
Queyras, m'a écrit que toutes les maladies épidémiques
qu'il a obfervées, étoient compliquées avec des diarrhées
opiniâtres. M. Charmeil ne fe borne pas, dans fa lettre,
à des connoiffances pathologiques ; il me fait part du
traitement qu'il a adminiftré à fes malades, duquel je
fais très-grand cas, non-feulement pour la clarté avec
laquelle il eft expofé, mais parce que je connois les
lumieres de l'Auteur, qui d'ailleurs a vu beaucoup de
malades dans des vallées affez analogues au Valgaudemar ;
cette derniere eft feulement plus profonde, moins aérée
& plus humide. Les bornes que je me fuis prefcrites dans
cet ouvrage, s'oppofent au defir que j'aurois d'inférer ici
en entier la lettre de M. Charmeil. Je n'ai pas manqué
de profiter de fes avis : le traitement que j'ai adminiftré eft
peu différent de celui qu'il prefcrit.

effrayante que meurtriere , quoiqu'elle ait été la plupart du temps contagieufe & toujours très-longue chez les fujets qui ont eu le malheur d'en être attaqués.

La diarrhée exigeoit de la part du Médecin la plus grande circonfpeétion , non-feulement parce que le cerveau étoit menacé (*q*) & fouvent affecté de délire (*r*) mais encore parce que fans être critique, elle paroiffoit être la feule voie qui fourniffoit une reffource à la nature , chez les malades abandonnés à fes foins. Nous avons vu un jeune homme , lequel fait le fujet de la 6.ᵉ obfervation , refter douze jours dans un délire lent , ou un *coma-vigil* , quoiqu'il répondît prefque toujours aux queftions qu'on lui faifoit en le preffant un peu (*s*). Cette évacuation méritoit donc le plus grand ménagement. D'un autre côté cette diarrhée devenoit colliquative, elle jetoit les malades dans une maigreur & dans une foibleffe extrêmes , occafionnoit des excoriations. L'infeétion dans laquelle le malade nageoit alors , entretenoit une athmofphere chargée de miafmes putrides , qui s'oppofoit à fon rétabliffement & infeétoit fouvent ceux qui le fervoient. Le courant des humeurs qui fe portoient fur les inteftins, entraînoit une fonte générale qu'il étoit auffi difficile de prévenir que d'y remédier (*t*). Nous parlerons ailleurs des moyens

---

(*q*) *Alvus intercepta , femper capitis fymptomata exafperat.* Galen. *prorrhet.* II , c. 55 ; Quefn. traité des fievres, I , 462.

(*r*) L'on a vu des malades conferver une propenfion au délire, & même un délire marqué , quoique étant d'ailleurs rétablis : ce qui prouve les traces funeftes & les triftes impreffions de cette fievre fur le cerveau.

(*s*) Riviere *cent. I, obf. XII* , rapporte une obfervation analogue à celle-ci.

(*t*) Guipatin avoit obfervé que le courant des humeurs entraînoit néceffairement la foibleffe de la partie fur laquelle il fe portoit ; c'eft d'après cette idée qu'il défend

que nous avons employés , & nous finirons cet article par quelques observations fur l'origine de la
bile ; parce que cette humeur nous paroît en effet
avoir entraîné avec elle le fang , les graiffes & généralement prefque tous les fluides dont les filtres
étoient interrompus pendant cette maladie.

Recherches fur les matieres vertes : origine de la bile.

§. X. La couleur jaune qu'acquiert le fang extravafé dans les chairs ou le tiffu cellulaire par les
échimofes confidérables ; la couleur jaune ou verte
qu'acquiert le fang corrómpu par la chaleur ; la
jauniffe qui fuccede fouvent à la morfure de la
vipere , me firent naître autrefois l idée , que la
bile pourroit bien devoir fon exiftence à une légere
altération de la partie rouge du fang (*u*). Je n'a-
vois lu alors que rapidement l'excellent traité *De
recondítá febr. naturá* , &c. En revoyant cet ouvrage ,
j'y ai apperçu la même idée ; mais l'auteur ne
paroit pas l'avoir affez développée. « C'eft
» donc plutôt , dit-il , dans la partie rouge du
» fang que fe trouve la matiere prochaine de la
» bile (*x*) ; car le fang eft, comme elle , favoneux ;
» il nettoie les mains ; il eft pareillement réfineux ,
» puifqu'il brûle étant defféché, & qu'il donne fa
» teinture à l'efprit de vin , &c. »

M. Grant (*y*) , raifonnant en Phyficien & en Praticien exercé , eft obligé de fuppofer qu'il exifte une

les eaux minérales & les diurétiques dans les affections
graveleufes des reins & de la veffie. Voyez lettre 57 ,
tom. I , p 246.

(*u*) Il n'eft pas étonnant que plufieurs matieres des
plus importantes qu'embraffe la vafte enceinte de la
Médecine , ne foient encore qu'ébauchées. LORRY , *Traité
des alim. pref. xviij.*

(*x*) *De naturá febr. reconditá.* c. III , p. 11.

(*y*) Traité des fievres , II , p. 1 , *& fuivantes.*

bile toute faite dans le sang, sans en rechercher l'origine. Bianchi dit que tout ce qui est huileux, gras & concrescible, fournit ou peut fournir les premiers éléments de la bile (z). Huxham observe que la division des globules sanguins en d'autres plus petits, est capable de faire prendre au sang une couleur jaune (w). Quesnai a observé que la destruction de la partie rouge du sang, pouvoit fournir aux diarrhées séreuses & opiniâtres (a). Le passage de la couleur jaune à la couleur verte n'offre souvent que des nuances presqu'insensibles dans plusieurs cas. Grant a vu les viandes gâtées prendre une couleur verte (b). Diemerbrock (c) & Bianchi (a) ont trouvé la vésicule du fiel remplie de bile de même couleur. Galien (e) croit que cette bile est due à l'inflammation phlegmoneuse du foie. Il dit ailleurs (f) que souvent elle s'engendre dans l'estomac, d'autrefois dans les veines, par la maladie. Guipatin donne les détails d'une maladie & de la mort d'un homme bilieux adonné au vin, dont la partie convexe du foie fut trouvée verte *comme un pré*, & la partie concave remplie de pus (g). M. Collin observe (h) que deux gros de chair de bœuf infusés dans huit onces d'eau, donnent une couleur rouge qui prend une couleur jaune deux jours après, laquelle se change en vert au bout de deux autres jours. Macbride (i) observe aussi que la liqueur putride que l'on trouve

---

(z) *Histor. hepat. p.* 218.
(w) Essai sur les Fievres. 53, &c. chap. V, *p.* 49.
(a) Traité des Fievres. I, 507.
(b) Traité des Fievres. II, 41.
(c) *Anatom. lib. I.*
(d) *Hist. Hepat.* 617, 618.
(e) *Comm. in Prorrhet. I. cap.* 10. Et Quesn. Traité des Fievres. I, 480.
(f) *Comment. in progn. c.* 39.
(g) Lett. IV, pag. 15.
(h) *Arnica vires,* &c. *Part. V, append. de præserv. carn. à putredine. pag.* 21.
(i) *Exper.* xxxj.

autour de la viande pourrie , change les fucs bleus
en un vert foncé. Le même M. Collin (*k*) dit
qu'un fang phlogiftiqué a ceffé de fermenter le
treizieme jour , & qu'il acquit ce jour-là une couleur verte & trouble. Le même (*l*) dit que le réfidu
de la férofité du fang , acquiert une couleur verte
au bout de trente jours : enfin que le fang inflammatoire (*m*) n'eft pas moins difpofé à la fermenta-
tion putride , que celui qui ne l'eft pas. Je n'entreprendrai pas ici l'examen des différences qui fe
trouvent entre ces différentes couleurs de la bile.
Silvius de le Boë (*n*) peut avoir raifon d'attribuer
la couleur verte à un acide. Huxham (*o*) a prouvé
par des expériences que la chofe étoit poffible :
cependant ce dernier convient (*p*) que la bile noire
peut être alkaline , & que cette derniere eft la plus
âcre. Enfin le même Auteur , d'après Gallien (*q*) ,
reconnoît une autre efpece de bile noire qui eft
douce & qu'il appelle lie du fang.

Il réfulte de l'obfervation de ces Médecins-Praticiens,
que la bile jaune & verte reconnoiffent la même origine , mais que la derniere eft toujours altérée & de
mauvais augure : à l'égard de fa nature acide ou alkaline, nous laiffons à part ces difcuffions peu utiles,
pour nous en tenir aux obfervations pratiques que
l'exiftence de cette humeur altérée offre aux Médecins. S'il eft poffible que la bile verte foit acide , ce
n'eft pas en cette qualité qu'elle peut être envifagée
comme dangereufe. Nous croyons avec Gallien (*r*)

(*k*) *L. C. Exper.* 3 , *ferment. putrid. pag.* ix.
(*l*) *Arnicæ viris, &c. exper.* 4 , *pag.* xj.
(*m*) *Ibid. pag.* xvij. *n.* 11.
(*n*) *Opera med. pag.* 45 *& fuiv.*
(*o*) Hift. d'une colique. *pag.* 576.
(*p*) Hift. d'une colique. *pag.* 581.
(*q*) *Comment. in Aph VI.* 53. Huxham. *l. c. pag.* 582.
(*r*) *Æruginofus humor quacumque parte exernatur , morbum vehementer, tunc calidum, tunc ficcum effe demonftrat.
Comment. in Prorrhet.* 1 , *c.* 10.

qu'elle annonce une plus grande âcreté dans le sang & fur-tout dans les premieres voies , & qu'elle indique les délayants, acéteux, tempérants , &c.

A l'égard de la matiere premiere de la bile , nous avons obfervé qu'elle ne pouvoit fe trouver que dans la partie rouge du fang : les obfervations rapportées plus haut le prouvent affez. D'ailleurs que devient cette quantité confidérable de fang qui exifte au commencement des grandes maladies , & que deux feptenaires de fievre détruifent au point d'amener la pâleur, la molleffe des chairs , & la vacuité des vaiffeaux ? Que devient cette même partie rouge dans l'état de fanté la plus parfaite , & qui fe forme en quantité chez les plus riches tempéraments ? Les urines, il eft vrai , deviennent très-colorées durant les premiers jours de la fievre, comme nous le dirons plus bas, ainfi que durant le fommeil dans l'état de fanté. Mais cette partie colorée des urines exige de la part des vaiffeaux un travail qui n'eft pas du tout néceffaire pour la fecrétion de la bile. Celle-ci , au contraire , s'opere par un méchanifme très-naturel : il paroît que le fuperflu du fang ne ralentit fon cours dans le foie , que pour fe prêter à la fpoliation de fa partie rouge , qui doit fournir la bile. Les filtres du foie font faits de maniere à procurer au fang une circulation modérée pour féparer la bile, & lui donner fa confiftance naturelle ; fi elle eft trop accélérée, l'action du foie eft trop précipitée , il en réfulte une bile imparfaite; & le peu de féjour qu'elle fait alors dans fon réfervoir , joint à cette précipitation , ou au défaut des autres fecrétions , font peut-être capables de lui imprimer un caractere de crudité, une couleur verte telle que nous l'obfervons dans les fievres malignes par l'effet des émétiques, des draftiques & des poifons.

Je fais que les Médecins ont fouvent eu recours

à l'action des miafmes putrides, feptiques, peftilentiels, fur le fang, pour expliquer ce changement de couleur ; mais nous favons auffi que la
fecouffe d'un émétique, le vomiffement occafionné
par le mouvement d'un vaiffeau, ou même par la
colere, l'horreur de quelque chofe qui répugne
fortement à une perfonne, font capables de faire
vomir des matieres vertes (s). Les Méchaniciens
expliqueront ces effets par le fpafme, ce qui peut
être dans les cas où il eft affez fort pour accélérer
& bouleverfer la fécrétion de la bile. Mais dans
les fievres peftilentielles, le fang acquiert une difpofition fi forte pour fe changer en bile, qu'il fe
porte en quantité fur le foie l'unique agent de cette
fécrétion ; ce qui fatigue ce vifcere, le rend incapable de remplir fes fonctions, augmente confidérablement fon volume (t), & entretient les diarrhées *vertes colliqua.ives* qui font fi fréquentes dans
ces maladies. La bile ne s'évacue que par les inteftins (u) ; toutes les humeurs du corps, prennent
une teinte jaune dans les conftitutions bilieufes.
La bile prédomine à un point extraordinaire dans
toutes les fievres malignes & pétechiales (x). La
véficule du fiel, les conduits biliaires, fouvent
l'eftomac, le duodenum & les inteftins font remplis de bile noire ou verte chez ceux qui font morts
des fievres contagieufes (y). Toutes les fievres vien-

(s) Profperalpin a vu une femme âgée de trente ans,
attaquée de céphalalgie, toux, orthopnée, fuppreffion
de regles, vomir des matieres crues, épaiffes, gluantes,
fes excréments, la bile jaune, verte ærugineufe, noire, &
rendre ces matieres par les felles à la fuite d'une fuper-
purgation, occafionnée par cinq grains d'antimoine préparé.
La malade n'en mourut pas. *Vi.. Medium ægypt. pag.* 130.
(t) Voyez les obfervations fur la pefte de Marfeille,
édit. in-11 pag. 91, 104 & fuiv
(u) Grant, Traité des Fievres. II, 82.
(x) Huxham, Effai fur les Fievres, 137.
(y) Traité de la Pefte ; obfervations fur celle de Marfeille. 105. Huxham. l. c.

nent de la bile, felon Bianchi (*z*) , ou en grande
partie, felon Hippocrate (*a*). Cette humeur augmente par les chaleurs de l'été (*b*) , comme les
fievres de cette faifon & la couleur des fujets le prouvent. Les ravages de la bile font peu différents de
ceux de la putridité (*c*). Tous ces témoignages, &
tant d'autres qu'il feroit très facile de recueillir,
dépofent, felon nous, en faveur de la formation de
la bile aux dépens de la partie rouge du fang. Auffi
la colliquation une fois introduite , eft-il bien
difficile & même dangereux d'arrêter les diarrhées
bilieufes, putrides (*d*), &c. entretenues par cette
fonte du fang Si l'on purge, l'on affoiblit le malade ; fi on le fortifie, la fievre augmente , la diarrhée fufpendue revient avec plus de force, ou la
tête fe prend. Quefnai (*e*) a bien fenti cet embarras, mais le jeune homme dont il fait l'hiftoire,
ne peut fervir de modele , ni nous raffurer en
pareil cas.

L'examen des matieres vertes provenant de la
dépravation de la bile & de la fonte du fang,

(*z*) *Omnes febres à bile fieri Hift. hepat.* 740.
(*a*) *Febres magná ex parte à bile oriuntur.* Hipp. *de Nat.*
hom Fd Hall. I. C. vij *pag.* 50. Bianch. 204
(*b*) Hippoc. *de Nat. hom.* Ed. Hall. I. 42. Bianch.
Hepat. 715.
(*c*) Chez les anciens, les fievres bilieufes font tantôt
appellées putrides, ardentes , continues : tantôt lypiries,
algides, &c. Voyez Leroy, Mélang. de Méd. 180, *& fuiv.*
Pringle, Mal. des Arm. I. 260. Hipp. *de Nat. homin.* Ed.
Hall. 1. 51.
(*d*) Le flux de ventre occafionné par une colliquation
putride, perfifte fort long-temps , malgré les purgations.
Quefn. Trait des Fiev I, 506. *In alvi fluxu, febri pestilenti*
fuperveniente, fiftendo prudentia neceffaria eft. River. Prax.
I. l. 17. *Corrupti humores emendari nequeunt , neque omnes*
fimul ejici : retenti in deteriorem corruptelam abeunt , quare
moderata evacuatio eft facienda. Gort prax. I, *n.* 220.
Quefn II, 401 *Quandiu ergo admodum fœtida , nigra , livida*
æruginofa , purulenta , flava , per alvum fluunt , aftringentia
nocent. Vans-Wiet. *in aph.* 722
(*e*) Traité des fievres, II, 405, 410.

C

nous offriroit des recherches plus détaillées & plus curieuses; mais nous le passerons ici sous silence, pour nous borner à quelques reflexions particulieres sur les indications curatives que cette nouvelle maniere d'envisager la bile nous présente. La saignée, la purgation, sont deux remedes qui paroissent diamétralement opposés: cependant tous les Praticiens conviendront qu'ils peuvent, en quelque façon, se suppléer par leurs effets: cette assertion éprouvera d'autant moins de difficultés, qu'on rapprochera la médecine, de l'observation, & la matiere de la bile, de la nature du sang. La saignée, outre son effet immédiat de désemplir les vaisseaux en diminuant le volume du sang, en produit un autre considérable sur les premieres voies en diminuant la sécrétion de la bile & celle des autres humeurs qui se séparent du sang. De-là l'utilité de cette opération dans les diarrhées, les dyssenteries, les fievres, &c. qu portent le courant des humeurs sur le canal intestinal. La purgation ne paroît pas d'abord diminuer la quantité du sang; mais peut-on méconnoître cet effet par la maigreur & la fatigue où elle jette les malades en peu de temps? Les diarrhées bilieuses n'operent-elles pas ces effets, ne font-elles pas des purgations naturelles? La nature n'a rien oublié pour la perfection de ses ouvrages, mais elle n'a rien fait d'inutile. Elle a su susciter les diarrhées dans le besoin, & des hémorrhagies, lorsque les circonstances les rendoient nécessaires: la premiere de ces opérations est naturelle, mais la seconde est contre nature. Il ne faut rien moins que le déchirement des membranes, l'érosion des vaisseaux, leur relâchement forcé, pour l'opérer: elle suppose donc des effets qui ne font pas toujours au pouvoir de la nature. Quel moyen lui restoit-il alors pour se débarrasser de la pléthore que l'âge & les circonstances rendoient inévitable? Entre cet état forcé

par lequel le fang s'échappe de fes propres canaux
dans les couloirs qui ne doivent admettre que fa
partie blanche : entre les crachements de fang,
les hémorrhagies du foie, des inteftins, de la
veffie, &c. n'exifte-t-il pas un état moyen où ces
humeurs tiennent autant du fang que de leur état
naturel (*f*) ? Cet état moyen qui fuppofe un moindre relâchement dans les filtres, ne tient-il pas de
bien près au méchanifme de la fécrétion de la
bile (*g*) ? Ces gradations des hémorrhagies rapprochent, on ne peut mieux, l'état de parfaite fanté,
de l'état de maladie ; c'eft ce que nous voyons
arriver tous les jours au fujet des rhumes, des
paffions violentes, des regles, des lochies, &c. La
fécrétion de la bile paroît fuivre un femblable méchanifme : elle opere la diminution de la maffe
du fang ; elle fupplée aux faignées, aux hémorrhagies. Auffi voyons-nous les gens bilieux, qui jouif-
fent de la meilleure fanté, faire beaucoup de fang,
en perdre peu, & avoir la force & la bile en proportion. Il n'eft pas étonnant alors que les per-

---

(*f*) Une femme bilieufe bien conftituée, âgée de cinquante-huit ans, qui a eu autrefois des érélipelles & des
faignées fréquentes, quoique toujours réglée jufqu'à
cinquante-trois ans, effuya une fauffe pleuréfie pendant
la conftitution regnante de 1780. Sa convalefcence
fut très-longue ; une purgation que je crus bien indiquée,
par l'époque de la maladie, par l'état de la langue & par
des douleurs au creux de l'eftomac, ne produifit aucun
effet. Une dofe de fel d'epfon donnée quatre heures après,
occafionna des douleurs très-vives & très-fenfibles au foie.
La nuit fuivante elle rendit des urines rouges comme du
fang, qui ne dépoferent rien & ne fe troublerent pas. Elles
venoient fans doute de l'âcreté de la bile, & de l'inflammation du foie qui ne fut que paffagere. Les reins m'ont
paru ici fuppléer à la fonction du foie : la malade fe rétablit
à l'aide des lavements, des boiffons de caffe acidulée, du
petit lait, &c. Hipp. *de intern. affect.* Ed. Hall. II, 443;
& Bianch. *Hift. Hépath.* 204, parlent d'une maladie analogue.
(*g*) Hipp. *De Nat. Hom.* Ed Hall. I. *pag* 40 femble avoir
obfervé ces gradations : *Primum fanè aliquis bilem vomet,
deindè pituitam, pofteà atram bilem, fub finem verò fan-
guinem*, en parlant des fuperpurgations.

fonnes fujettes aux hémorrhagies , aient le ventre pareffeux , les digeftions mauvaifes , la couleur pâle , & manquent d'appétit. Il n'eft pas plus furprenant que les bilieux fe trouvent bien de la faignée fréquente , mais non copieufe ; car la premiere allege le foie , mais la feconde l'affoiblit ; ainfi que le refte du corps. Si préfentement nous confidérons les fievres malignes , non comme la léfion d'un organe , comme l'altération des fluides ou des folides , mais comme le trouble des fonctions les plus effentielles à la vie , le défordre , le défaut d'accord entr'elles , nous ne ferons plus furpris fi des remedes oppofés par leur nature & en apparence par leurs effets , tendent à les rétablir & guérir ces maladies. C'eft ainfi que nous pourrons remonter aux fondements & à la fimplicité de notre art ; concilier des méthodes qui paroiffent inconciliables & nous rapprocher de la méthode d'Hippocrate , de laquelle les théories fur l'économie animale nous ont éloignés. Nous aurons occafion de revenir fur la différence des remedes curatifs , en parlant ailleurs du traitement de notre épidémie.

Les Urines.

§. XI. Les urines n'offroient pas plus de reffources au Médecin pour établir fon pronoftic, qu'à la nature pour expulfer cette maladie. Elles étoient claires , ou naturelles pendant les préludes de la maladie & les premiers jours de la fievre. Lorfque le pouls acquéroit plus de vîteffe , elles devenoient foncées avec un nuage rouge , quelquefois blanc ; rarement elles dépofoient au fond du vafe ces mêmes matieres. Elles fembloient alors devoir annoncer une fievre ordinaire ; mais ces dépôts n'étoient pas conftants (*h*) , & ils pa-

---

(*h*) *Sed hac præludia coctionis , neque augentur , neque*

roiſſoient dépendre de la colliquation du ſang, à laquelle les urines prenoient ſouvent part. Nous regardons les urines rouges comme la ſéroſité du ſang, rendue âcre par ſon ſéjour & par la chaleur chargée des débris du ſang que le battement des vaiſſeaux agités en a détachés. Auſſi voyons-nous la maigreur ſuccéder à de ſemblables urines. Dans le fort de la maladie elles changeoient ſouvent (*i*) de couleur & de conſiſtance. En général elles étoient claires, le devenoient pendant l'inſomnie, & annonçoient alors le délire (*k*). Durant les tranſports elles varioient à tout inſtant. Les urines n'ont jamais été noires chez nos malades ; ce qui joint à tant d'autres ſymptomes, prouve que notre épidémie n'étoit pas d'un ſi mauvais caractere que les fievres putrides d'Huxham (*l*). Souvent le nuage paroiſſoit briqueté, & rouloit ſur le fond du vaſe ; mais c'étoit ſouvent auſſi le ſigne d'une convaleſcence prochaine & non pas un indice de fievre remittente, qui exigeât le kina, ſi ſur-tout ce ſigne étoit conſidéré ſéparément. Sur la fin de la maladie, les urines dépoſoient ſouvent un ſédiment blanc ; mais il falloit alors que la peau fût humectée, les ſelles liées, &c. pour que ce pronoſtic fût aſſuré. La langue venoit auſſi à l'appui de ces indices de guériſon, c'étoit alors une eſpece de criſe ; mais comme la maladie étoit très-longue, elle n'obſervoit aucun temps réglé, & ſouvent le malade guériſſoit ſans que la criſe fût ſenſible.

ſtabilia ſunt. Proſp. Alp. *de præſig.*, *cap. II*, *l. 6* Hipp. *aph.* II, 27 ; Queſn, traité des fiévres, I, 392.
Nubecula ſub initium apparens, *indè evaneſens*, *nullis aliis contentorum ſuccedentibus*, *contumacem morbum atque periculoſum indicabit.* Bell. *de urin.*, 22.
(*i*) *Urinas in febre interdum varias reddi*, *longi eſt morbi.* Hipp. *coac.* Duret *apud* Bellin. *de urin.*, 43.
(*k*) Hipp. aph., IV, 72. Leroy, trait. des pronoſt. 129.
(*l*) Eſſai ſur les fievr., 114 ; Grant. tr. des fievr., III, 137.

Les Sueurs.

§. XII. Il seroit difficile de prononcer sur l'utilité des sueurs dans cette épidémie ; & il ne le seroit pas moins de généraliser ce que l'on a observé au sujet de cette excrétion (*m*). Quelques personnes ont eu des sueurs très-fortes (*n*) qui ont paru emporter le germe de cette maladie avant son entier développement : d'autres ont eu des sueurs sur la fin de la maladie ; mais un plus grand nombre sont guéris avec des sueurs imparfaites ou des moiteurs soutenues pendant quelques jours (*o*). Presque tous nos malades ont eu des sueurs précordiales & expressives, qui ne se montroient qu'à la face, à la poitrine, au cou, ou au dos, pendant les deux premiers septenaires. Les extrémités alors étoient seches, devenoient même froides avec le temps, & la sueur se bornoit au visage, finissoit par laisser cette partie sale, livide, émaciée & terreuse. Les sueurs étoient par conséquent symptomatiques & de mauvais présage. Lorsqu'au contraire, la moiteur devenoit plus égale & plus universelle, le malade approchoit de la convalescence. Quelquefois cet état, qui le croiroit. se rapprochoit de ces sueurs grasses qui annoncent la mort ; & le pouls

_____

(*m*) Hippocrate, Baglivi, Bordeu, &c. ont cru que les sueurs compliquées avec le flux de ventre étoient dangereuses ; c'étoit bien le cas de nos fievres ; mais nous avons vu dans d'autres occasions ces deux évacuations se succeder & concourir également à la guérison de la maladie ; & souvent on ne peut modérer des sueurs colliquatives qui épuisent les malades, qu'en procurant une diarrhée artificielle. *voyez* Bord. , *recherches sur le p.* , *Tom. III* , 565

(*n*) Si un sujet attaqué de contagion se trouve en parfaite santé, la sueur est d'autant plus salutaire qu'elle paroit plutôt Grant, *tr. des fievr.* , III , 198. Voyez la vingt-septieme observation.

(*o*) Huxham a très-bien observé que les fievres contagieuses ne guérissent que lorsque la peau commence à s'humecter. *Essai sur les fievr.* , 142.

n'offroit pas toujours un moyen pour diſtinguer ces deux états qui paroiſſent devoir être ſi différents.

Quoique nous ayions rencontré quelques ſueurs utiles, il s'en faut bien que nous ayions pu regarder cette excrétion comme critique, comme généralement indiquée chez tous les malades, & comme auſſi néceſſaire dans ce pays, qu'elle l'a été ailleurs dans des maladies analogues (*p*). Notre climat plus ſec que l'Angleterre, la diſpoſition des ſujets, l'exercice, la maniere de vivre, &c. ſont peut-être les cauſes de cette différence.

Pétéchies.

§. XIII. Nous n'avions apperçu aucune éruption chez nos malades avant le mois de décembre, excepté quelques grains de pourpre rouge qui parurent chez quelques femmes, & qui s'en alloient par écailles; mais nous y faiſions peu d'attention, 1.° parce qu'ils ſe rencontroient rarement; 2.° parce qu'ils étoient en petite quantité ſur la partie ſupérieure de la poitrine ſeulement ; 3.° parce qu'ils nous paroiſſoient être l'effet du régime ou du mauvais air renfermé & corrompu. Il n'en eſt pas de même des pétéchies qui parurent ſur la fin du même mois ; elles furent fréquentes & ſe rencontrerent chez tous les malades. L'on voit déjà par-là que ces tâches n'étoient pas d'un danger ſi généralement reconnu, comme tous les Auteurs ſemblent l'avoir obſervé (*q*). Nous ne nous étendrons pas

_____

(*p*) Grant , *Trait. des fiév.* , III , p. 9. Le même Auteur dit , p 202 : „ Si dans le cas de parfaite ſanté , de pléthore , „ ou dans un état inflammatoire , chez un ſujet atteint de „ fievre contagieuſe , la ſueur tarde plus de neuf jours à „ paroître , la maladie devient très-dangereuſe „. J'avoue que j'ai cru devoir regarder cette aſſertion plutôt comme un pronoſtic , que comme un precepte à ſuivre en pareil cas.
(*q*) M. Leroy, *Mél de Méd.* , p. 212 . a obſervé qu'il ſe rencontroit des pétéchies bénignes ; ce ſavant Médecin en décrit trois eſpeces ou variétés différentes: Dans la fievre pétéchiale ces taches ont lieu chez le plus grand nombre de malades , & elles paroiſſent rarement après le

ici fur les caufes, fur les noms & fur l'époque où
cette éruption fut connue dans la Médecine : nous
nous bornerons à la décrire telle que nous l'avons
obfervée dans cette épidémie ; & nous examinerons
dans un chapitre particulier la nature de la fievre
régnante & le rapport qu'elle peut avoir avec celles
que les Médécins-Praticiens ont décrite.

Les péréchies font des taches rouges ou noirâtres
qui paroiffent fur la peau, fans élever fa furface,
& qui ne laiffent après elles ni écailles, ni fuppuration. Bellini croit qu'elles font produites par la
lenteur & la décompofition du fang (*r*). Elles paroiffent d'abord fur la poitrine & fur la partie in-
terne des bras près du coude. En général elles
étoient petites & de l'efpece que les Auteurs ont
nommées *puncticulaires* ; rarement elles ont été plus
grandes, livides, noirâtes, & irrégulieres. Tous

---

feptieme jour. Leroy, *L. C.* 213. Pringle, *mal. des Arm.*
II, 62, décrit les péréchies & les diftingue de ces éléva-
tions que les Grecs nommoient .ιρια (*Caft. Lexic.*, 285.)
Il dit qu'elles ne font jamais critiques, que quelquefois
elles font fi petites qu'elles échappent à la vue. Ce n'eft
qu'un fang extravafé dans le tiffu cellulaire Grant, *tr.*
des fiev., *II*, 170. Nous pouvons dire avec le célebre Tralles :
Multos equidem falvari cu . *exanthematibus*, mais non
pas *ab exanthematibus* (de Haen, *rat. med.*, *v. p.* 390)
Lafranboifiere (*de curand. fubrib.*, 43) croit que les
péréchies font bonnes les jours critiques, & au contraire :
mais cette décifion tient au préjugé de l'école ou à la façon
de compter ; puifque nous avons obfervé qu'il étoit très-
difficile de conftater le jour de l'invafion de la maladie,
& que les péréchies paroiffoient à des jours indéterminés.
Sennert *de fib.*, 489, dit plus à propos : *Rariùs per*
modum crifis, erumpere petechias. Il eft poffible que cette
éruption ait été critique ailleurs ; mais ici elle nous a
paru tout-à-fait indifférente à la folution de la maladie :
fon étendue & fa couleur plus foncée, ainfi que le nombre,
annonçoient feulement une maladie plus dangereufe.
  (*r*) *Petechiæ funt fimplices maculæ, nihil acutè eminentes,*
fed ipfam folùm inficiunt. De fib., 212 & 346. *Licèt autem*
ut plurimum hujusfmodi maculæ pulicum morfibus fimiles
fint aliquando fe produnt, ut referant vibices, tuncque dete-
riores funt. Rivër., 326, *quibus ubi fefe conjungunt maculæ,*
certius malignitatis argumentum funt. Senn. *de feb.*, 490.

nos malades, les enfants même qui fur la fin du
mois de février, & lors de la cessation de l'épidémie, ont pris des rhumes, avoient des pétéchies
de la premiere espece : elles étoient alors bénignes. La peau n'avoit pas perdu sa douceur naturelle. Elles sortoient souvent le second jour de
la maladie ; chez d'autres elles paroissoient le troi-
sieme, le quatrieme ou le cinquieme, le septieme
ou dixieme jour ; rarement elles attendoient le
dix-septieme & le vingtieme. Toutes ces différences
ne méritoient nos attentions qu'autant que les
autres symptómes, tels que la diarrhée, la foiblesse du pouls ou des forces, le transport, la
sécheresse de la peau, &c. augmentoient ou dimi-
nuoient ; & c'étoient ces derniers symptomes &
non les pétéchiales qui paroissoient régler la
marche de la maladie, diriger les indications
curatives. J'ai eu moi-même la poitrine assez
bien garnie de ces pétéchies ponctuculaires, de
couleur de rose, pendant le 10, 12 & 13 février,
n'ayant éprouvé aucun symptome, que quelques
douleurs de tête passageres quinze jours ou trois
semaines auparavant. J'éprouvois dans ce premier
temps, contre mon habitude ordinaire, une disposition à suer dans le lit, un sommeil plus long,
plus interrompu ; & le peu de vin que je buvois,
me causoit des pesanteurs de tête. Mes urines parurent aussi plus chargées, & je maigris un peu
pendant ce temps-là. Comme mon appétit ni mon
pouls ne me firent pas appercevoir des changements sensibles, ne pensant pas aux pétéchies
alors, ayant éloigné toute crainte pour me livrer
à mon état dans un pays où j'étois tout seul (s).

(s) M. Laugier, Médecin à Corp, est le seul Médecin
qui ait été appellé pour quelques malades ; j'ai lieu de
me féliciter de ses avis, plus exercé que moi dans la
pratique, il connoissoit déjà la marche & le traitement
de cette maladie, que je voyois pour la premiere fois.

Je crus que ces mal-aifes pouvoient dépendre de la fatigue & des follicitudes que j'effuyois.

Les pétéchies ne font pas les feules éruptions que nous avons obfervé durant cette épidémie. Une efpece d'échauboulure appellée par les Médecins, *fudamina*, qui confifte dans de petites phlictenes tranfparentes, rondes comme des gouttelettes de fueurs, & prefqu'imperceptibles, s'eft montrée chez quelques malades. Grant (*t*), Huxham, M. Leroy (*v*), & Riviere (*x*) en ont parlé. Ce dernier obferve que les urines de fon malade, qui étoit de Grenoble, étoient faines, comme nous les avons remarquées dans la plupart des nôtres. Nous avons auffi obfervé quelques fievres pourprées, des milliaires, & une fievre pourprée particuliere dont les exanthemes étoient larges comme des piqures d'orties, & fe portoient principalement aux jambes & à la poitrine. Toutes ces éruptions n'étoient pas ordinaires, elles accompagnoient quelquefois les pétéchies ; mais celles-ci n'ont pas manqué depuis le mois de décembre, comme nous l'avons déjà dit. Ceux de nos malades qui ont eu des diarrhées vertes, des fymptomes de fievres putrides, qui ont été les plus malades pendant long-temps, ont effuyé une véritable milliaire rouge prefqu'univerfelle, qui s'eft terminée par la defquamation de la peau, fans néanmoins occafionner des rechûtes. Cette milliaire s'eft déclarée environ un mois après la terminaifon de la premiere maladie, a duré un efpace de temps à-peu-près égal, & s'eft terminée fans occafionner aucun fymptome fâcheux.

(*t*) Trait des fiév., vol. II, 177 & III, 141 ; Huxham, effai fur les fiev., p. 117.

(*v*) Mélang. de médecine, p. 212 *& fuiv.* ; ce célebre Médecin met ces éruptions au nombre des fignes des fievres malignes. L. C. 167.

(*x*) *Oper. omn. cent. I*, *obf. xxi*, p. ç, trad. fr. p. 27 & fuivantes.

CHAPITRE V.

Recherches sur le caractere particulier de l'épidémie de 1780.

APRÈS avoir exposé en détail les symptomes de cette fievre dans le chapitre précédent, nous allons rapprocher ici les plus essentiels, pour, d'après ce précis, entrer dans le détail des maladies analogues, observées par les Médecins en différents temps.

Nous avons dit que le début de cette fievre se faisoit d'une maniere fort incertaine, que des lassitudes spontanées, les douleurs dans les membres, à la tête, au dos (*y*), les frissons vagues & un air triste, étonné, étoient les premiers phénomenes qu'elle offroit aux yeux du Médecin (*z*); le pouls lent, inégal, la prostration des forces, la grande sensibilité, & même la rougeur des yeux, les tremoussements dans le bras, ou le jeu des tendons, les nausées, la diarrhée, étoient des signes moins équivoques, & en même temps plus dangereux; les sueurs partielles, le manque de soif, les urines claires, l'assoupissement, les déjections vertes, la grande foiblesse, l'indolence, la langue vermeille, seche, tremblante, le pouls petit & fréquent, étoient des symptomes les plus funestes (*a*).

***

(*y*) *Qua ex dolore dorsi, principia febrium dicuntur, difficilia sunt.* Klein. Clin. 81.

(*z*) *Latet anguis in herba.* Dod. *exempla rara. Observ. Med. cap.* 54.

(*a*) M. Grant, Traité des fievres, *vol.* III. *pag.* 101, rapporte la plupart de ces signes aux fievres pestilentielles. On ne doit tirer aucun pronostic d'un signe seul ; & tous

Les malades qui n'avoient pas au - delà de quarante ans ; ceux qui étoient colorés , ni maigres ni gras, les gens pâles , les enfants ; ceux qui n'étoient pas d'abord perſécutés par la diarrhée, qui avoient le pouls ſouple , dilaté ; ceux qui avoient la langue blanche ou noirâtre (*l*) dont les matieres étoient liées, raſſuroient nos eſpérances.

Ceux au contraire qui étoient bruns , maigres, bilieux , qui avoient paſſé cinquante ans , qui vomiſſoient des vers vivants , des matieres vertes , ou qui étoient d'abord attaqués de délire , d'aſſoupiſſement ou de diarrhées ſéreuſes (*c*), vertes (*d*), noirâtres, qui avoient le pouls lent, petit, fréquent, inégal ou intermittent, étoient dans un très-grand danger : ſi à ces derniers ſymptomes ſe joignoient des pétéchies larges, irrégulieres, vineuſes ou noirâtres, les convulſions, la conſtriction de la machoire , les déjections involontaires , l'état des malades étoit preſque déſeſperé.

La durée de ces fiévres s'étendoit depuis dix-ſept, dix-huit ou vingt-un jours, juſqu'à trente-cinq, quarante-cinq & même cinquante : ſouvent les deux premieres ſemaines étoient moins mauvaiſes que la troiſieme ; dans le plus grand nombre, la maladie augmentoit juſqu'au quinzieme jour, & ſe ſoutenoit juſqu'au vingt-un ; chez d'autres elle étoit moins violente & tenoit les

les ſignes réunis ſont plus trompeurs dans les fievres malignes que dans les autres. Pringl. *Mal. des Arm.* II, 68.

(*b*) Bordeu obſerve avec raiſon que l'inflammation eſt ſouvent une reſſource pour la nature dans les fievres malignes. *Rech. ſur les pouls critiq.* I, 324.

(*c*) *Alvus involuntaria pluries plus terriculamenti adfert, quàm terroris veri.* Weitbr. *apud* Klein. Clin. 224.

(*d*) *Egeſtio viridis, fœtida, mortem annuntiat.* Savonarol. Febr. 765. Queſn. I. 498.

malades alités, sans forces & sans les faire souffrir.

Ceux qui éprouvoient la violence des derniers symptomes, restoient foibles pendant deux mois, éprouvoient des appétits, & même une faim extraordinaires (*e*), tomboient dans des rechûtes: quelques-uns ont succombé; d'autres, quoique jeunes, ont eu bien de la peine à se relever.

La seule voie, ou au moins la voie la plus générale que la nature a suivie pour terminer cette maladie, c'est la diarrhée; cette évacuation a eu lieu chez tous les malades, quoiqu'elle n'ait pas été toujours ni si considérable, ni si longue, ni si opiniâtre.

Nous n'avons pas hésité de regarder cette maladie comme une fievre maligne (*f*) de mauvais caractere; mais jusqu'à quel point a-t-on abusé de ces épithetes (*g*)? Hippocrate nous a laissé des avis excellents pour les malades & pour les Médecins (*h*); mais ce silence qu'il recommande au Médecin dans les cas douteux, ne soulage pas les malades pressés par la violence de la maladie. Lorsqu'une fievre aussi grave se présente pour la premiere fois à un jeune Médecin, il est embarrassé & pour la connoître & pour la traiter (*i*).

(*e*) *Si febre hiemali, lingua aspera .... in eo tamen qui per famem fit cruciatu, ægrum conservare oportet, neque febris quieti est silendum, nempè qui signa hujusmodi habent, his morris periculum impendet.* Hipp. *Vict. acut.* apud Galen. 73.

(*f*) Bordeu. Rech sur les crif. I. 320, rapporte les symptomes de ces fievres.

(*g*) *Popularibus morbis nihil est familiarius, sed & iisdem nihil magis incultum.* Bianch. *Hepat.* 711.

(*h*) *In morbis quos quis minimè cognoscit, medicamentum minimè vehemens potui exhibendum.* Hipp. *De nat. hom.* Ed. Hall. I. 80. *Inconstantes febres, donec constent, sinere oportet.* Hipp. *Vict. acut. apud.* Gal. *Com.* IV.

(*i*) C'est tendre à la perfection de notre art, que d'en donner des descriptions particulieres. Leroy, *Mélange de Médecine;* 271.

Le défaut d'obfervations analogues au climat &
à la faifon (*k*) où il fe trouve, l'incohérence des
fymptomes de ces fievres (*l*), le manque de rapport
entre les indications curatives, & la route que
la nature prend pour guérir, la difficulté de
diftinguer les mouvements qu'il faut aider, de
ceux qu'il faut modérer ou arrêter, font autant
d'obftacles qui le tiennent dans une jufte perplexité.

Les maladies épidémiques (*m*) compliquées avec
une conftitution particuliere à la faifon (*n*) & au
pays (*o*), font caufe que les travaux des Médecins
cliniques font d'un bien foible fecours pour le
traitement des fievres malignes (*p*) ; nos efforts

Exaɛ̃te autem tenere oportet propriam cujufque tem-
porum anni conditionem ipfum, & quidnam boni fit
conflitutioni cum morbo. Hipp. *De morb. vulg.* Bianch.,
Hepat. 709.

Debet autem (Medicus) differentias morborum affiduè
in vulgus graffantium, citò animadvertere, nec temporis
ftatum ignorare. Hipp. *Progn.* Ed. Hall. I. 168 Quefn. *des*
fievres. I. 532.

(*k*) On doit avouer de bonne foi, qu'on ne peut faire
connoître les fievres que par de bonnes defcriptions. Leroy,
Mélang. 167.

(*l*) *Quum multi homines uno morbo eodem tempore*
corripiuntur, in id quod maximè commune eft, quoque
omnes utimur, rejicienda caufa eft; id autem eft quod inf-
pirando trahimus. Hipp. *De nat. hom. apud.* Hall. I 44.

(*m*) Grant confidere les fievres peftilentielles comme
inféparables des conftitutions régnantes *Traité des fievres,*
III, 93. Il décrit ailleurs, *pag.* 101, les fymptomes effentiels
& caraɛ̃tériftiques de ces fievres. Nous ne les rapporteions
pas ici ; parce que, excepté les fortes douleurs de tête qui
ont eu rarement lieu chez nos malades, nous avons donné
l'expofé de tous ces fignes, en parlant de ceux qui accompagnoient les fievres épidémiques de notre pays.

(*n*) *Varia regiones, varios tum morbos patiuntur, tum*
medicinas ferunt ad eos perfanandos accommodatas ......
neminem poffe perfeɛ̃tum effe medicum, qui varias regiones
& loca non peragraverit, diverfofque hominum mores non
obfervaverit. Profp. Alp. *Med. ægypt.* 2.

(*o*) *Primùm ex hiftoriá morbi & excretis innotefcere potuit*
id quod principio erat implicitum & involutum, nimirùm
quæ morbi fpecies & caufa. Baillon. *Confil. Med. de febr. pur-*
puratá, n. lix. 319.

(*p*) Quefn. *Traité des fiev.* I, 486.

pour acquérir fur ces caufes des connoiffances utiles, ne doivent tendre qu'à difcerner & à développer leurs effets dans nos corps (*q*); cependant la recherche des caufes a fouvent occupé les Médecins en pure perte (*r*).

Les fymptomes des premiers malades attaqués de cette épidémie, avoient fouvent du rapport avec la fievre ardente des Praticiens (*s*), ou avec le Καυσ⊕ d'Hippocrate ; mais l'iffue n'étoit pas la même, car la folution de notre épidémie étoit plus longue ; chez d'autres malades, elle avoit le plus grand rapport avec une fievre fynoque prolongée, ou avec la fievre nerveufe d'Huxham. Ce dernier a obfervé (*t*) une complication des fievres nerveufes, bilieufes & putrides, qui nous paroît être celle où fe trouvoient la plupart de nos malades ; mais ces caufes, à fuppofer qu'elles foient les mêmes, ont agi ici différemment. M. Leroy (*v*) obferve avec raifon, que la fievre ardente des Anciens, eft nommée fievre putride par d'autres ; que les modernes l'ont nommée fievre bilieufe, &c. Notre fievre a été prefque toujours accompagnée de pétéchies, mais fous le

---

(*q*) Quefn. *Traité des Fiev.* I, 335.

(*r*) M. Pinard, *Rech. fur la Fiev. milliaire*, pag. 41 & *fuiv.*, croit que la caufe des fievres malignes eft l'obftruction des nerfs, &c. M. Pringle, *Malad. des Arm.* I. 160, attribue le peu de fuccès de Silvius de le Boé, dans le traitement de la fievre épidémique de Leyde en 1669, à la caufe de cet acide dominant, que cet auteur admet, parce qu'il dirigea fon traitement en conféquence.

(*s*) Pringle, l. c. I. 160 & *fuiv.* Hipp. *De Morb.* I. Ed. Hall. *vol.* III, 32, 98, donne la defcription de cette fievre: *Lingua valde ficca eft, induratur, exafperat, craffefcit, déinde nigrefcit.* Ailleurs, *De vict. acut. apud. Galen. comment.* IV, 58, 29......... *ventrifque morfu dolet, dejectionefque & liquida & pallida fiunt : vigilia, atque interdum mentis aberratio.* Et Gallien ajoute : *Nihil eorum quæ ad caufum biliofum prætermiffum. In comment. epid.*

(*t*) Effai fur les Fievres, pag. 88.

(*v*) Mélang. de Méd. 277, 278.

nom de fievre pétéchiale (*x*) , les Auteurs ont
compris plusieurs fievres qui exigent certainement
un traitement bien différent. Dans la peste, les
pétéchies font funestes; dans la petite vérole , leur
apparition n'est pas moins redoutable ; dans les
fievres putrides, milliaires, malignes, &c. le danger
dépend de l'intensité de ces fievres , de la saison
où elles paroissent , & de la complication des
lieux & des tempéraments. Le mélange des fievres
ardentes bilieuses, d'une constitution , qui par quelque cause ont contracté un degré de malignité ,
devient très - difficile à traiter , & encore plus
difficile à guérir , comme Grant (*y*) l'a très-bien
observé.

(*x*) Baillou parlant d'une fievre pétéchiale , dit : *Noctem
insomnem duxit , deindè magna liquidorum excrementorum
copia , nihil autem crassum excretum est. Consid. med.* 318.
Ce qui convient bien à la plupart de nos malades , qui se
font épuisés par des diarrhées crues , séreuses , &c. Cette
maladie dura deux mois ; le malade fut agité , son pouls
fut intermittent : c'etoit dans le mois d'Octobre.

Klein après avoir dit (*Interpr. Clin.* 221) que les pétéchies
font contagieuses , épidémiques, &c. comme plusieurs autres
Médecins , observe , d'après Stahl , à la page suivante , que
celles qui paroissent plus tard , accompagnées du pourpre
blanc laissent des espérances , & que la diarrhée est salutaire
dans ce dernier cas. Cette observation a plus de rapport
avec les nôtres.

Gui Patin , lettr. 30 , pag. 131 , dit que Veslingius mourut
de la fievre pétéchiale au mois d'août 1649. Le même, p. 166,
lettr. 38 , regrette qu'un sujet n'eût été saigné que quatre
fois ; ce qui , pour le dire en passant , est une suite de la
grande confiance que ce Médecin avoit dans ce remede ,
d'ailleurs plus usité & plus nécessaires à Paris qu'ici.

Sennert , *de febr.* 486 , parle d'une fievre pétéchiale , laquelle
me paroît être, aussi bien que sa maladie hongroise , p. 494,
une variété des fievres putrides malignes des Médecins de
Vienne. Cet Auteur cite Ætius au sujet de cette éruption.

Silvius-de-le-Boë , *oper.* 190 , dit que les pétéchies font les
marques les moins équivoques des fievres malignes : cet
Auteur avoit observé ces petites vessies remplies d'eau dont
nous avons parlé sous le nom de *sudamina.*

(*y*) Traité des fievres , III , 215. Lorsqu'une contagion
maligne se joint à la veritable constitution putride , il en
résulte une fievre composée , de la plus mauvaise espece.
Ibid. pag. 245.

A

A l'égard des fievres bilieufes, ardentes, putrides, &c. tous les Médecins obfervateurs, depuis Hippocrate, les ont vu régner pendant l'été. Quant à ce caractere de malignité, trop fréquent dans les livres, & dont la nature eft fi peu connue, nous n'en rechercherons pas l'origine. Nous entendons par fievres malignes, celles qui par leurs fymptomes infidieux, par les ravages, les morts inopinées, le défaut de crifes, &c. trompent nos efpérances, & nous empêchent de les regarder comme des maladies réglées ; en effet, elles éludent & les théories & les obfervations les mieux faites, elles fouffrent à peine de bonnes defcriptions, puifqu'elles changent de type chez la plupart des individus. Nous avons eu foin de lire & de citer les meilleurs Praticiens, qui ont eu occafion d'obferver les épidémies dans différentes contrées ; nous en trouvons plufieurs, & fur-tout ceux qui ont obfervé fans préjugé, qui ont éprouvé les mêmes embarras que nous ; mais aucun n'a décrit une épidémie femblable à la nôtre (*r*). Dodoens (*s*) a vu que les enfants & les gens commodes étoient plutôt pris & plus maltraités par la fievre pétéchiale ; & fon obfervation a été fouvent confirmée chez nos malades.

(*r*) Bianchi *conftit. ann.* 1718, p. 737, a parlé d'une épidémie qui a quelque rapport avec la nôtre : *febres pleraque continuarum naturam, nullum in acceffu rigorem vel horrorem, pra fe ferentes, &c.*

(*s*) *Corripiuntur hujufmodi febri praecipuè pueri, juvenes, & qui molliter ac in otio vivunt (in pefte contra) & per cali quidem conftitutionem calidam ac humidam:* Dod. *prax de feb. puncticulari*, C. 19, p. 85. Les Médecins envoyés à Marfeille, ont obfervé que les enfants à la mammelle ne contractoient pas toujours la pefte, quoique leur mere fût agonifante ; *voyez obf. fur la pefte de Marf.*, ed. *in-12*, p 206 ; nous avons plufieurs exemples du contraire : feroit-ce parce que notre épidémie étoit fouvent accompagnée d'éruptions, auxquelles on fait que les enfants font difpofés ? feroit-ce parce que la rougeole avoit régné pendant l'été précédent ?

D

Les Auteurs qui , comme M. Leroy , ont cherché à fimplifier les fievres , ont rendu un très-grand fervice à l'art & fur-tout aux jeunes Médecins. Mais vouloir réduire la fievre nerveufe d'Huxham , la fievre épiale des Anciens , la lypirie , l'affodes , &c. à la fynoque fimple , comme l'a fait le Docteur Grant (*t*) , je crois que c'eft s'expofer à vouloir confondre les efpeces , leur traitement , & enfévelir un grand nombre d'obfervations précieufes. Je vois plus de rapport entre la fievre nerveufe , la fievre putride , pétéchiale , bilieufe , &c. qu'entre ces fievres rémittentes malignes , que nous avons fouvent obfervées chez les perfonnes du fexe durant notre épidémie. Un favant Praticien regarde la fievre nerveufe comme une fievre décidément maligne (*v*) , comme ayant plus de rapport avec les fievres d'hôpital , de Pringle , &c. avec la fievre peftilentielle de Grant & de Sidenham , qu'avec la fynoque fimple.

Il eft encore auffi difficile de bien conftater fi le poifon des fievres peftilentielles s'épuife en fe communiquant à un premier & à un fecond malade , de maniere qu'il s'anéantit néceffairement , au point de ne pouvoir fe tranfmettre au-delà du troifieme (*x*) : fi le froid & l'humidité (*y*) avoient le pouvoir de le bor-

---

(*t*) Trait. des fiév. , I , 237; les régles pratiques de ce favant Médecin, *vol. II*, 129 & *fuiv.*, m'ont été plus utiles que cette réduction d'efpeces déjà citée

(*v*) M. Leroi *mel. de med.* , 172 ; cet Auteur dit ailleurs, *p.* 188 , que la fievre maligne des jeunes gens, qu'il a obfervée à Montpellier, a fouvent une marche fynoque ; mais cette obfervation ne juftifie point l'idée de M. Grant , qui veut rapprocher ces fievres fous une même efpece. La fievre maligne dont parle M. Leroi , *p.* 187, 188 , a le plus grand rapport avec notre épidémie , avant qu'elle eût acquis fa plus grande intenfité, fi l'on excepte les abcès des parotides que nous n'avons jamais obfervé ici.

(*x*) Grant, Traité des fiev. III, 15.

(*y*) Grant, pag. 16.

her, de le concentrer, il n'auroit jamais dû
paroître dans un pays auſſi froid & auſſi humide
que le Valgaudemar (z). Si l'on fait attention
aux cauſes déjà énoncées des épidémies, aux
évaporations putrides, à la conſtitution inex-
plicable de certaines années plus meurtrieres que
d'autres, aux cauſes endémiques, aux circonſtances
tirées du régime, des ſujets, de leurs travaux, &c.
l'on ſentira l'inutilité de ſemblables recherches.
Proſper Alpin (a) a obſervé qu'en Egypte une
épidémie peſtilentielle eſt d'autant moins dan-
gereuſe, qu'elle ſe montre plus près de la fin
de l'année ; & l'on peut dire avec autant de vérité,
que dans une même épidémie, les ſujets qui en
ſont atteints, courent d'autant moins de danger,
qu'ils en ſont attaqués plus près de la fin de ſa
durée.

Outre les cauſes communes générales des épidémies, il en eſt une qui influe particuliérement
ſur les gens de la campagne ; c'eſt le travail.
Bianchi qui a vu des malades dans des climats
analogues au nôtre, ne l'a pas laiſſé échapper (b);
& Hippocrate (c) avoit déjà fait cette remarque.
Les chaleurs de l'été qui operent la fonte du ſang
& la génération de la bile, quoique moins violentes

(z) Nous ne faiſons pas ici ces obſervations dans la vue
de critiquer M Grant : c'eſt la recherche de la vérité, c'eſt
le plaiſir que nous avons toujours eu à lire ſon excellent
livre, c'eſt l'utilité que nous en avons retiré dans tous les
cas, qui nous engagent à nous arrêter ſur ces paſſages qui
ne ſauroient s'accorder avec ce que notre pratique nous a
fourni. L'ouvrage de ce Médecin eſt bien digne d'être cri-
tiqué par une main plus habile & plus exercée que la
mienne. Je fais des vœux à ce ſujet, dans la vue de le rendre
d'une utilité plus générale, bien loin de le faire mépriſer.
(a) *Medic. Ægypt. pag.* 32
(b) *In agricolis & pauperculis, alius certè quàm in civi-
bus & delicatulè victitantibus, per æſtatem & autumnum
cacochimia genius apparatur.* Hiſt. hepat. 668.
(c) *Lib. de prædict.* Ed. Hall. I, 196.

dans nos campagnes, font bien compenfées par
le travail auquel nos habitants font expofés. Un
travail trop forcé opere comme une fievre violente;
la rougeur de la face, les douleurs de tête, les
fueurs copieufes, les urines rouges, chargées,
graiffeufes, la foibleffe, l'affaiffement des chairs,
la maigreur, &c. en font les fuites.

Les fievres malignes font des maladies indivi-
duelles, dépendantes des conftitutions ou des
maladies ordinaires, auxquelles fe joint une caufe
qui attaque les nerfs, la texture du fang les rend
irrégulieres, anomales & acritiques. D'après cet
expofé, ces maladies fe reffemblent très-rarement
entr'elles, & ce ne fera que d'après un grand
nombre d'obfervations que nous pourrons parvenir
à en connoître la marche, & avoir fur leur durée
& leur traitement, les mêmes idées que nous
avons fur les autres maladies. Le manque de
bonnes defcriptions & d'obfervations analogues
aux différents pays, eft caufe que les Écrivains
ont fi fouvent répété certaines maladies, & en ont
oublié d'autres (d). M. Leroy ayant remarqué des
pétéchies à une fievre catharrale qui fit périr cinq
perfonnes dans une même maifon, la regarda
comme une épidémie avortée (e). Chaque Auteur
a fa maniere de voir les objets & de préfenter fes
idées. Quefnai (f) rapporte la nouvelle fievre de
Sidenham (g) aux fievres fynoques, qu'il appelle
excrémenteufes malignes, obfervant que cette fievre

(d) Les objets de notre art ne font pas toujours diftingués
avec autant de précifion dans la nature que dans les livres.
Leroy, Mélang 168, not. Cet Auteur caractérife les fievres
malignes par l'abbattement extraordinaire des forces; 2.° par
la foibleffe & l'inégalité du pouls; 3.° par les naufées, 4.° le
vomiffement opiniâtre; 5.° par le cours de ventre féreux,
bilieux, très-liquide.
(e) Mélang. de Méd. 211.
(f) Traité des fiévres. II, 360.
(g) Schn. nov. feb. ingr.

a du rapport avec les fievres critiques malignes ; tandis qu'il affure ailleurs que les fievres malignes font fans crifes ou acritiques. Galien fait dépendre la fievre maligne d'une fueur perpétuelle, partielle, & du froid des extrémités (*h*) ; tandis que ces fymptomes conviennent manifeftement aux fievres bilieufes remittentes, que cet Auteur nomme ailleurs καυσ◯, ou *caufus*, & même aux lypiries, &c.

Plufieurs femmes attaquées de nos fievres régnantes, ont eu des redoublements très-violents (*i*), & fouvent avec de vrais fymptomes de fievres lypiries (*k*). Ces maladies étoient rebelles & très-compliquées ; le traitement le plus approprié devenoit très-fouvent inutile. Si ces fievres ont été moins meurtrieres que du temps d'Hippocrate (*l*), nous devons attribuer nos fuccès au climat, ou au quinquina, car elles font par elles-mêmes très-fufpectes. Les Médecins de Montpellier obferverent pendant leur féjour à Marfeille, que le virus peftilentiel occafionnoit tantôt des fievres lypiries, tantôt des fievres intermittentes malignes ou bénignes, felon la difpofition des fujets (*m*). Nous avons vu auffi des redoublements en demi-tierce, comme Sennert (*n*) l'avoit obfervé. Quelqu'un a dit, & je crois que c'eft Gui-Patin, que Sennert n'avoit jamais été Praticien ; mais il a fu voir que des fievres pareilles étoient aiguës & très-longues en même temps, & qu'elles fe guériffoient par le flux de ventre (*o*).

(*h*) Galen. *Comment. I in lib. I epid. C.* 23. Quefnai I, 454.

(*i*) Voy. la vingt-troifieme obfervation.

(*k*) *In lypiriâ febre, interiora calent, exteriora frigida funt.* Dod. *Prax. C.* 13 *Manifeftum quidem rigorem ac non æquè fervorem.* Voyez notre trente-troifieme obfervation.

(*l*) *Si partes exteriores frigidæ, interiores uruntur & fitim habent, lethale.* Hipp. *Aph. IV,* 48. *Velut in lypiriis . . &c.* Galen. *in Comment. ejufd.*

(*m*) Obfervat. fur la pefte. Ed. 12, obf. 5.e p. 274 & 278.

(*n*) *De febrib.* 291, 296.

(*o*) Sennert. *L. C.* 297, 298.

Hippocrate ſemble n'être pas d'accord avec les caracteres qu'il donne ailleurs de la fievre ardente (*o*), lorſqu'il dit (*p*), que dans cette fievre l'intérieur du corps eſt brûlé par la fievre, que les parties extérieures ſont froides, & que la langue, le goſier, ſont déſſechés par la reſpiration; ce qui ſe rapporte évidemment aux fievres lypiries, & fait voir que M. Leroy, dans l'ouvrage cité déjà pluſieurs fois, a eu raiſon de rapporter aux fievres malignes les fievres bilieuſes & ardentes des Anciens. Preſque tous les malades qui ſont morts de l'épidémie, ont traîné en langueur comme le premier malade du troiſieme livre des Epidémies d'Hippocrate (*q*).

Les redoublements chez les hommes étoient le plus ſouvent irréguliers & inſenſibles; chez les femmes ils étoient rarement précédés d'un friſſon marqué. M. Collin (*r*) rapporte une obſervation analogue aux nôtres. Le ſujet dont il parle étoit une femme de trente ans, attaquée d'une fievre *pétéchiale* au mois de février; elle eut des redoublements pendant cinq jours; ſa maladie finit le vingtieme jour. M. Collin ne la vit que le dixieme, & n'adminiſtra l'*arnica* que le dix-ſeptieme (*s*).

A l'égard de la putridité des humeurs, dont les Anciens ont ſouvent parlé, elle n'eſt que le premier degré, ſouvent très-éloigné, de celle dont nous avons parlé dans cet Ouvrage.

(*o*) Hipp. *IV, Aph.* 54
(*p*) Hipp. *de morb. I, Ed Hall. III,* 32.
(*q*) *In Thaſo Parium quemdam* ..... 24, *recidiva facta eſt,* .... & *alvus aſtricta erat* & *rurſus ſoluta, febricula continua* &c. Ed. Hall *I,* 154.
(*r*) *Arnica vires* & *obſ. part. V,* 146.
(*s*) Nous avons cru devoir tenter l'uſage de cette plante dans cette maladie; mais nous n'avons pas été auſſi heureux que M. Collin. Les effets de ce remede n'ont pas non plus été ſi marqués dans cette maladie, que dans pluſieurs autres où nous avons eu occaſion d'employer les différente, parties de cette plante avec un ſuccès marqué.

Les Anciens donnoient le nom de fievres putrides, à celles où la bile se manifestoit particuliérement. Quelques modernes ont restreint ce nom pour exprimer les fievres qui annoncent un amas de matieres glaireuses, stercorales, &c. dans les premieres voies ; d'autres qui s'embarrassent peu des noms, donnent le nom de putride à toute fievre accompagnée de symptomes sérieux, qui n'est pas bien dangereuse (*t*). Nous croyons d'après Quesnai (*v*), les Médecins de Vienne, &c., devoir réserver le nom de putride pour ces fievres qui attaquent plus promptement la texture du sang, & qui se manifestent, soit par des diarrhées, des sueurs colliquatives, ou simplement d'une maniere imperceptible, mais rendue sensible par les pétéchies, les exanthemes, & par les symptomes plus graves de fievres malignes qui les accompagnent (*x*). Il est probable que les fievres épidémiques malignes, indépendamment des causes communes, & même de l'exhalaison de plusieurs corps ou de leurs excréments rassemblés, sont souvent occasionnées par un levain, un délétere quelconque, qui nous est transmis par l'air que nous respirons. Ce principe agit sur nos humeurs ou immédiatement, ou médiatement par le moyen des nerfs qui en sont affectés ; de cette action combinée avec l'état actuel où se trouvent nos corps, tant par rapport à leur tempérament, à leurs maladies habituelles, aux vices acquis ou héréditaires, à la différente constitution des climats, des saisons, résultent les maladies anomales ou acritiques, dont les véri-

---

(*t*) Quesnai, Traité des fiev. II, 53, & suiv. Leroy, Mél. de Méd 243. not. *p*, & pag. 251.

(*v*) Voyez Quesnai, L. C. 53.

(*x*) Collin, *Arnicæ vires & obs.* p. *V*, pag. 132, 208. De Haën, *Rat. med. I*, 241, *II*, p. 5. De Haën, *de divis. febr. IV*, 25.

tables cauſes échapperont toujours à nos recherches, leur effet cependant exiſte, il n'eſt que trop ſenſible. Les fonctions languiſſent ou ſont interrompues, delà le déſordre & la deſtruction plus ou moins prompte de l'économie animale.

Si nous abandonnons cette théorie inutile des cauſes, pour nous borner à obſerver leurs effets & à chercher à y remédier, nous paroiſſons ſuivre les vues de la nature, qui ne travaille à les écarter que lorſqu'ils lui deviennent ſenſibles par leur déſordre; mais comme les ravages qu'ils operent ſont ſouvent trop conſidérables pour qu'elle puiſſe les réparer, craignons auſſi que nous n'en ſoyons avertis que lorſqu'il ne ſera plus temps d'y porter remede. Suivons donc la marche de nos peres, & cherchons à connoître les maladies par de bonnes obſervations; mais ſoyons très-réſervés pour ce qui regarde leurs cauſes; n'en admettons même, que lorſque liées très-étroitement avec les faits, nous ne pourrons plus les méconnoître. Peu nous importe donc de ſavoir ſi ce délétere eſt occaſionné par l'exhalaiſon de quelques marais fort éloignés; s'il eſt le produit d'une ſemblable maladie qui a régné ailleurs, & dont les vents nous ont tranſmis ces reſtes fâcheux. Le progrès de l'art & le bien de l'humanité exigent principalement que nous en obſervions les effets, qui une fois bien connus ſur un grand nombre de perſonnes, doivent mettre un Médecin inſtruir en état de profiter des obſervations de ceux qui l'ont précédé; c'eſt à lui à les apprécier, relativement à l'identité ou à la différence des ſymptomes qui ſe préſentent. D'après ce plan, nous avons cherché à nous raſſurer dans le traitement de nos fievres épidémiques, en conſultant les meilleurs Auteurs qui ſont venus à notre connoiſſance; nous avons profité des obſervations d'Hippocrate, qui eſt le meilleur maître pour apprendre à obſerver; de

Baillou, qui joignoit à une étude profonde des ouvrages de ce pere de la Médecine, un génie obfervateur, très - exercé dans un climat moins éloigné; de Bianchi, qui a vu des malades dans un pays encore plus voifin, & même analogue au nôtre.

Les déléteres putrides; la ftafe ou l'épaiffiffement du fang (z), les vents humides (a), les faifons ou les pays de même nature, diffolvent le fang & operent la défunion de fes parties. L'action des vaiffeaux, la fievre par conféquent, ne contribuent pas peu à cette diffolution (b); il eft bien étonnant que Quefnai, qui a tant travaillé fur l'économie animale & fur l'altération des humeurs, ait foutenu le contraire (c): ce préjugé eft fans doute un refte de la doctrine Boërrhaviene que ce Médecin méchanicien avoit embraffée; car il ne faut pas beaucoup d'expérience pour obferver que la fievre en général diffout le fang, au lieu de l'épaiffir.

Pour réfumer, en deux mots, les recherches éparfes dans ce chapitre, au fujet de la fievre épidémique du Valgaudemar & du Champfaur, nous obferverons qu'aucun Auteur n'a approché de plus près les caracteres de cette maladie, que

---

(z) *Omnes enim humores, five craffitie, five copiâ obftruentes, aliquo tempore neceffariò putrefcunt.* P. Alp. Med. Ægypt. 29, b.

(a) *Putredines humidis temporibus & pluviofis fieri atque videri.* Hipp. Aphor. III, 11 & 16. P. Alp. Med. Ægipt. 28, b. *Aufter corpora diffolvere confuevit, adeòque putrefacere fimul, ubi cum largioribus fit conjunctus imbribus.* Gal. epid. I, text. 26. P. Alp. Ægypt. 30, a.

(b) Les friffons fondent les humeurs vifqueufes qui font contenues dans le fang. Home, *Princip. de Méd.* 104. La chaleur augmentée dompte les caufes fébriles, en atténuant les humeurs vifqueufes & glutineufes; en divifant les parties cohérentes, en évacuant les fuperflues. Home, *pag.* 92.
Un accès de fievre atténue le fang, &c. Huxham, Effai fur les fievres, 123.

(c) Traité des fievr. II, 42 & fuiv.

Riviere (*d*) & Bianchi. La premiere conſtitution
épidémique d'Hippocrate (*e*) , a auſſi beaucoup
de rapport avec notre épidémie ; mais le pere de
la Médecine n'a preſcrit ni régime ni remedes.
Le traitement de Riviere eſt bon juſqu'à un certain
point , mais il nous paroît avoir trop multiplié les
ſaignées , les véſicatoires & même les purgatifs.

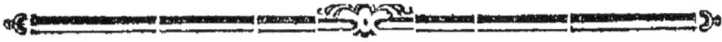

CHAPITRE VI.

Régime.

AVANT de paſſer au traitement , il convient
de nous arrêter un moment ſur les aliments que
nous avons cru pouvoir ſoutenir les forces des
malades , & ſeconder l'effet de nos remedes.
Grant obſerve avec raiſon (*f*) qu'il faut plus
de précautions pour ſe préſerver des maladies
putrides & du ſcorbut dans les pays humides ,

(*d*) *Totius corporis laſſitudo . . . . urina aliquandò
ſanorum ſimilis , interdùm concocta apparet , licèt ad inte-
ritum ruant ægroti . . . . . alvi fluxus bilioſi , vel ex ſe vel
à levi cauſá oriuntur . . . . . lumbricorum copia . . . . . .
ſudores parvi , frequentes , inutiles in principio . . . . oculo-
rum rubor , denîque macula purpurea. . . . .* River. Prax.
330, 331, *&c.*
(*e*) *Febres horrida continua acuta in totum non intermittentes. Sudores non per totum , frigiditas extremitatum.
Alvi turbata bilioſa ex paucis tenuibus mordacibus. Urina
tenues , cruda , decolores , concocta , vix educentes. Brevi
colliqueſcebant (ægri). Judicabantur ii , qui breviſſimè ,
circà* 20, *plurimi circà* 40, *multi circà* 80, *quibuſdam vago
modo & circà judicationem deficiebant.* Hipp. morb. popular.
-Ed. Hall. I, 112 , 113. Peut-on dire autant de choſes en ſi
peu de mots !
-(*f*) Traité des fievr. II, p. 42, & 45. Le corps nage dans
une athmoſphere humide ; il repompe , il réſorbe une
grande partie de l'eau qui l'environne de tous côtés : il n'y
a dans ce pays d'irritation , ou s'il y en a , elle eſt irréguliere & ne tend jamais à la coction. Lorry, Eſſai ſur les
aliments, II , 319 , 320.

que dans les pays fecs (*g*) ; l'on pourroit ajouter que c'eſt fur-tout dans ceux - là qu'un Médecin doit être plus circonſpect ſur le choix des aliments qu'il permet à ſes malades.

Lorſqu'un malade eſt attaqué de la fievre, il convient de le priver d'aliments ſolides, de l'humecter par les boiſſons, pour le diſpoſer aux remedes & aux efforts de la nature pendant la maladie : en général, il faut être bien moins ſévere ſur le régime dans les campagnes que dans les villes ; les habitants de la campagne n'ont que les chairs néceſſaires pour réſiſter aux travaux auxquels ils ſont deſtinés : leurs pores ſont ouverts, toutes les excrétions ſe font promptement chez eux ; l'état de ſéchereſſe où ſe trouvent la plupart, par l'excès de travail & le manque de nourriture, exigeroit une diette propre à les humecter & à les refaire, au lieu de les exténuer. Dans cet état où il ſe fait très-peu de digeſtion, il faut les ſoutenir par des aliments légers (*h*), & leur procurer la tranquillité & le repos, qui ſont ſouvent pour eux de très - grands remédes. J'ai toléré l'uſage du bouillon juſqu'à un certain point, même dans les maladies putrides, ayant ſoin ſeulement de le faire léger, avec du mouton, de le bien dégraiſſer, & de le corriger par l'uſage des tiſanes acidules, dont nous parlerons plus bas : chez les malades qui étoient très-mal, mé-

---

(*g*) *Siccitas ipſa, morbis vacua non eſt.* Ballon. *conſtit.* 1570, *p.* 4. *Multis ſudores primis diebus, parùm levantes, nec morbum ſolventes. Æſtate ſicciori ac fervidâ, cùm maximè nec imbribus, nec ventorum flatibus, ſiccoque & auſtrali ſuccedente autumno, bilioſæ perverſitates, orgaſmi & irruptiones medentium operam fatigant.* Bianch. *Hepat.* 214. *Sicca verò aëris conſtitutio, febres peſtilentes producit, præſertim ſi cum calore juncta ſit.* River. *Prax.* 327.

(*h*) *An æger ex victu durare poſſit ad morbi vigorem, & utrum ille priùs defecturus ſit.* Hipp. *Aph.* I, 9. *Ed.* Hall. I, 462.

nacés ou attaqués d'hémorrhagie, j'en donnois très-peu, mêlé avec de la crême de riz, altérée avec le jus de citron ; ſouvent je défendois les bouillons, & je m'en tenois à cette crême ou aux panades, aux crêmes d'orge, aux gelées de groſeilles, d'épine-vinette, &c.

A l'égard de la quantité & de l'intervalle entre chaque bouillon, il n'y a pas de regle fixe : il faut faire attention à l'uſage & aux tempéraments. En général, demi-livre de bouillon fait avec une livre de viande, ſur quatre livres d'eau réduites à trois, donnée ſix fois toutes les vingt-quatre heures, étoit la doſe ordinaire pour les gens qui n'étoient pas épuiſés, pendant la premiere quinzaine de la maladie. Les premiers jours, les bouillons étoient plus légers & moins faits ; on en donnoit plus le jour que la nuit, & plus ſouvent le matin que le ſoir. Après la premiere quinzaine, je permettois deux, trois ou quatre onces de crême de riz par jour, ſi la fievre avoit diminué. S'il n'y avoit pas de diminution ſenſible, j'avois égard aux forces, à l'état de maigreur, à la diarrhée, ou aux autres évacuations, pour augmenter ou diminuer, ſelon les circonſtances. J'ai très-rarement rencontré des ſujets en état de pouvoir ſe ſoutenir, en ne prenant des aliments qu'aux heures habituées pendant l'état de ſanté (*l*). Cette regle d'Hippocrate n'eſt guere applicable qu'aux maladies aiguës, & aux gens bien conſtitués, pourvus d'un certain embonpoint. Lorſque les malades trop foibles ne prenoient chaque fois qu'une quantité au-deſſous de huit onces de bouillon, nous avions ſoin d'en donner toutes les trois heures, & même plus ſouvent (*m*).

(*l*) Hipp. *de vict. rat. in morb. acut. lib. II.* Ed. Hall. I, 237, 1237, & ſuiv.

(*m*) J'avois pour moi l'exemple d'un grand homme, (Pringl. Mal. des arm. II, 98,) qui n'a pas fait comme la

Lorfque les trois premiers feptenaires étoient paffés, je permettois quelques tranches de pain grillé dans le bouillon, fi la fievre étoit tombée. Dans les cas douteux, je m'en tenois aux crêmes d'orge, de riz, aux gelées, &c. J'ai été très-réfervé fur la viande; & il m'eft arrivé plufieurs fois de voir, par fon ufage, rappeller la fievre, le mauvais goût à la bouche, la diarrhée, &c., quoique donnée en petite quantité, & plus de dix jours après que le malade avoit commencé à manger du pain, du fruit, ou des crêmes farineufes. Je n'ai jamais vu de mauvais effets du ris, donné même entier, dans le temps de la maladie, pour contenter les defirs du malade qui étoient quelquefois très-importuns. Les poires, les pommes bien cuites, & les griottes, ou autres fruits confits, m'ont été d'une grande reffource.

La boiffon de mes malades étoit, pour les moins pauvres, la limonade cuite avec un peu de fucre, ou avec quelques gouttes de firop de capillaire, de vinaigre, ou de limon, dans le fort de la maladie (*n*). La quantité n'en étoit pas réglée, elle dépendoit de la foif du malade; mais je les obligeois d'en prendre au moins autant que du bouillon, dans les intervalles qui leur étoient plus commodes pendant les trois premieres femaines. La moitié d'un citron avec une pincée de fleurs d'*arnica* ou de tuffilage, de fleurs de fureau, de racine de ferpentaire de Virginie, de capillaire, felon le goût & l'eftomac de malades, fuffifoit

plupart de nos Ecrivains, qui ont répété les remedes de tous les temps & de tous les pays, fans daigner nous dire quelque chofe de précis touchant la quantité des aliments qu'ils ont permis à leurs malades.

(*n*) Sennert parlant de la coction & de la préparation des humeurs, recommande le vinaigre, le fuc de limon & autres acides, dans les affections putrides. *De febr.* 109. River. *Prax.* 333, veut qu'on les mêle aux boiffons & aux aliments.

pour trois livres d'eau (*q*). Pour les pauvres, je faifois mettre une once & demie ou deux onces de fruit de *berberis* frais (*r*), ou *épine-vinette*, dans la même quantité d'eau, ayant foin d'y ajouter quelque plante apéritive, légérement diaphorétique, ou antifeptique. Par ce moyen, mes tifanes étoient légeres, agréables à la plupart des malades, & appropriées à leur fituation. Chez les tempéraments délicats, pâles, cachééctiques, chez les femmes, j'employois moins d'acides, & je rendois la tifane tonique & antifeptique avec les fleurs de camomille commune (*s*), ou de tilleul ; la racine d'impératoire, qui m'a paru très-antifpafmodique dans plufieurs cas, ou celle de polygala amer, &c., felon les indications & le goût des malades. Le vinaigre feul avec le miel ou le fucre, l'acide vitriolique, les tamarins, la caffe, les pruneaux, &c, m'ont fervi en plufieurs cas. Il eft arrivé à bien des perfonnes avancées en âge, de mieux fupporter le fruit pendant cette conftitution, qu'elles ne l'avoient fait depuis long temps auparavant (*t*). Les acides convenoient auffi au plus grand nombre,

---

(*q*) Dans l'obligation où l'on eft de donner les acides doux dans les fievres malignes & pétéchiales, pour conferver la texture du fang & le ton des vaiffeaux, il faut y joindre les diaphorétiques, parmi lefquels le camphre tient le premier rang Grant. Trait des fievr. III, 225. Huxham, Effai fur les fievr. 151.

(*r*) J'ignore pourquoi ce fruit n'eft pas plus ufité dans nos maladies. Sa faveur eft auffi agréable que fon ufage eft falutaire en plufieurs cas Profp Afp. l'a vu très en vogue chez les Egyptiens : auffi il en dit des merveilles Voyez *Med. Ægypt.* 117, b. & 148.

(*s*) *Anthemis arvenfis Linn. fpec.* ou la *matrifcaria Chamomilla* du même Auteur. J'aurois préféré l'*anthemis nobilis*, ou la camomille romaine ; mais cette efpece ne fe trouve pas dans notre pays.

(*t*) M. Grant, Traité des fiev. II, 75, a fait fur lui-même & fur d'autres perfonnes la même obfervation. Le même Auteur, pag. 81, dit que le fruit mûr eft le vrai favon de la bile.

mais il falloit les mitiger pour les perfonnes déli-cates ; & celles qui les prenoient avec plus de répugnance, n'ont pas été fi dangereufement malades.

Je n'ai pas trouvé dans le vin autant de reffouces que les Médecins Anglois (*v*). J'ignore fi c'eft par la raifon que nos vins font plus lourds, plus chargés, ou fi c'eft parce que notre épidémie étoit moins putride que celles de Londres & de Plimouth. Quoi qu'il en foit, fon ufage, hors le temps de la fievre, au bout d'un mois de maladie, rappelloit fouvent la noirceur de la langue qui avoit difparu plufieurs jours auparavant. Je l'ai quelquefois donné à titre de cordial dans les cas de foibleffe extrême, mêlé avec du bouillon, ce qui, pour le dire en paffant, eft un aliment très-falubre, quoique dégoûtant pour la plupart des malades en général ; il falloit le donner avec précaution (*x*), même chez ces perfonnes qui n'avoient pas eu de délire pendant leur maladie.

Le lait ne convenoit pas, même dans la con-valefcence de la maladie. Un jeune homme (obf. 2o.ᵉ) âgé de douze ans, mangeoit du riz cuit au gras qu'il fupportoit très-bien ; la même foupe au lait lui occafionna un dévoiement ; Hip-pocrate (*y*) avoit obfervé qu'il étoit nuifible à ceux qui, pendant les fievres, avoient des déjections bilieufes, ou des hémorrhagies par les inteftins; ces cas n'ont pas été rares chez nous, & il femble que cet aphorifme eft fait pour notre

---

(*v*) Huxham, Effai fur les fievr. Pringle, Mal. des Arm. Granr. Traité des fievres.

(*x*) *Cùm verò in hujufmodi morbis, fortem capitis gra-vitatem vel mentis læfionem fufpicatus fueris, à vino penitùs eft abftinendum.* Hipp. de vict. acutor. Ed. Hall. *I*, 237, apud Galen. Comm. p. ʃ1, lin. 18.

(*y*) *Quibus biliofæ alvi egeftiones, in febribus acutis, & quibus fanguinis multi egeftio facta eft, lac, malum.* Hipp. Aphor. *V*, 64. Ed. Hall. *I*, 486.

épidémie: le petit lait acidulé auroit ſans doute
mieux convenu ; mais le trop grand uſage que
la plupart des gens de nos campagnes en font,
comme aliment, hors l'état de maladie, les diarrhées habituelles auxquelles ils étoient ſujets dans
ces maladies, ou la difficulté de conſerver cette
boiſſon au-delà de quelques heures, m'ont empêché de le preſcrire.

Nous avons conſeillé aux malades de ſe lever tous
les jours lorſque les forces le permettoient ; par
ce moyen le mal-être étonnant dans lequel ſe
trouvoient la plupart, l'inſomnie, les agitations
étoient appaiſés ; les ſueurs ou la foibleſſe empêchent ſouvent cette pratique, & il eſt arrivé
de voir les malades tomber en ſyncope le ſecond
ou le troiſieme jour de la maladie, & ne pouvoir
ſe ſoutenir levés au-delà d'un quart-d'heure.

Tels ont été les ſecours diététiques & gymnaſ-
tiques, adminiſtrés à nos malades. Souvent l'état
de foibleſſe, & un appétit déſordonné, marchoient
de pair pendant des ſemaines entieres ; cet état
ſuccédoit aux trois premieres ſemaines de maladie.
Le défaut de criſe, la foibleſſe du pouls, une
moiteur graſſe, nous tenoit alors dans la plus
grande perplexité ; il ſembloit quelquefois que la
maladie étoit terminée ſans l'être effectivement ;
le malade prenoit des aliments, & il retomboit
dans des rechûtes très-graves, qu'il n'étoit pas
toujours poſſible d'éviter. Queſnai (z) a bien
décrit cet état embarraſſant pour un Médecin ;
Pringle a obſervé qu'il n'y avoit aucune ſûreté
contre les rechûtes, dès que les malades reſtoient
expoſés à l'air infecté par les fievres malignes (a).
Je crois avoir obſervé un cas de cette nature
(obſ. 20.e) ; cependant il eſt très-difficile de

(z) Traité des fievres, II, 403, & § IX.
(a) Mal. des Arm. I, 39.

diſtinguer

diftinguer cette rechûte de celle qui dépend des aliments ou de l'état de foiblesse, dans lequel cette fievre laisse les organes; lorsque la maladie étoit bien terminée en trois femaines, les malades reprenoient leur embonpoint ordinaire en très-peu de temps, quoique très-exténués (b), confervant néanmoins un état de foiblesse & de fensibilité extrêmes.

CHAPITRE VII.

Traitement.

LES remedes ne font que trop fouvent inutiles dans les maladies malignes & peftilentielles (c), la nature opprimée par les déléteres putrides, qui en portant leur action fur les nerfs, ou directement fur le principe de la vie, troublent l'harmonie de nos fonctions, ne préfente que le défordre de l'économie animale, l'incohérence des indications curatives, & l'incertitude du fuccès & de l'événement Les Médecins, dans ces circonftances, redoublent leurs attentions, pour tâcher de démêler à travers une foule de fymptomes qui fe préfentent, celui qui eft le plus urgent, & le côté foible par où la machine menace ruine, pour y porter remede.

Il n'eft pas furprenant que dans les maladies contagieufes, les Médecins aient fuivi quelque-fois des routes oppofées (d). Le fiecle où nous

---

(b) *Ægri ex hôc morbo notabiliter contabefcunt, fuperato autem ifto brevi rursùs carnes recipiunt.* Klein, *Clin*, 224.

(c) *In morbis lethalibus irrita effe foleant quæ in auxilii vim adhibentur.* Valleriol. *Obf.* 158.

(d) *In ipfâ verâ malignitate morborum, haud rarò diverfæ, imò oppofita curandi Methodi in quâvis conftitutione epidemicâ, pluribus à fe fervatis gloriantur.* De Haën, I, 286.

vivons, les préjugés, changent notre maniere de voir (*e*) : d'autres fois après avoir varié & erré dans la recherche ténébreufe des caufes , les Médecins fe rapprochent par le traitement (*f*). L'action des vaiffeaux fur nos humeurs , l'état des forces , l'ouvrage de la coction , les obfervations des anciens Médecins , touchant la folution des maladies analogues ; les indications curatives, les fymptomes graves , le penchant des humeurs vers quelque couloir naturel , font autant d'objets que le Médecin ne fauroit perdre de vue. Les habitudes , le climat , le tempérament , n'entrent pas moins dans le tableau des faits , qui doivent le déterminer à agir ou à fufpendre fes remédes, felon les circonftances.

L'axiome *con. octa movere, non cruda* (*g*) , a fouvent embarraffé les Médecins , & a donné lieu à des longs commentaires , & même à des livres entiers (*h*) ; mais Sidenham (*i*), Grant (*k*) & fon favant traducteur, ont reftreint le fens trop général de cet aphorifme ; nous n'avons rien à y ajouter , perfuadés que de nouvelles recherches à cet égard

---

(*e*) Les Anciens voyant la nature opprimée par des fymptomes très-graves , ne penfoient qu'à foutenir les forces par des cordiaux , des alexiteres , &c. *Voyez* Sennert , *de morb. Ungar.* 504. Sidenham a profcrit cette méthode , mais elle peut trouver fon application dans certains cas , comme nous le dirons ailleurs. Aujourd'hui notre pratique a acquis plus d'uniformité en acquérant plus de lumieres & de certitude.

(*f*) C'eft ainfi qu'un Médecin moderne , après s'être égaré dans la recherche fubtile d'un certain *air animal infecté* , qu'il prétend exifter dans les nerfs & occafionner les fievres malignes , convient néanmoins que les acides font néceffaires dans la cure de ces maladies. *Voyez* Pinard , *Recherches fur la miliaire* , *pag.* 114.

(*g*) Hipp. *aphor.* I , 22

(*h*) *Voyez* le Médecin miniftre de la nature , par M. Carrere. *Paris* , 1776.

(*i*) Réponfe au Docteur Brady , art. 82

(*k*) Traité des fievres , II , 139 , 140. Notes, p. 141.

ne ſauroient être utiles, ſi elles ne ſont directement appuyées ſur l'obſervation.

Les indications qui ſe préſentoient à remplir
dans le traitement de nos fievres, peuvent être
réduites aux huit ſuivantes.

1.º A la ſaignée, ſi le malade étoit dans les
premiers jours de ſa maladie, & que les circonſtances ne s'y oppoſaſſent pas.

2.º A faire vomir lorſqu'il n'y avoit pas de
contr'indication.

3.º A donner des contrevers, parce que preſque tous les malades en ont rendu, & que la
plupart des anthelmintiques ſont antiſeptiques.

4.º A purger avec des laxatifs doux & aigrelets.

5.º A s'oppoſer à la putréfaction, ſans négliger
la tranſpiration qui devenoit toujours néceſſaire
dans les ſuites.

6.º A procurer le ſommeil, calmer les tranſports,
les jeux des tendons.

7.º A ſoutenir les forces & procurer les moiteurs
& les crachats, qui terminoient preſque toujours
la maladie.

8.º A détourner les efforts qui ſe portoient avec
trop de violence ſur une partie, en fixant les
oſcillations ou le jeu des ſolides, par un remede
irritant appliqué en dehors.

Le livre du Docteur Grant eſt un chef-d'œuvre
ſur les maladies épidémiques. Le morceau inſéré
dans ſon III.ᵉ volume, pag. 236, 250, en forme
de récapitulation, auroit mérité mieux que bien
d'autres, le nom *d'opuſculum aureum.* S'il nous
laiſſe quelque choſe à déſirer, c'eſt qu'il eſt fait
pour un pays où les fievres d'accès ſont fréquentes, où le ſang eſt moins conſiſtant, où les
ſujets ſont d'une texture plus molle & mieux diſpoſés
à la diette que dans notre pays. Cet Auteur pro-
poſe de détruire la plethore, s'il y en a, de
vuider les premieres voies, provoquer les ſueurs,

& les entretenir (*l*). Mais il obſerve que lorſque le Médecin eſt appellé trop tard (*m*), la maladie a déjà fait tant de progrès, qu'il n'eſt pas poſſible d'établir aucune regle générale pour le traitement. Riviere (*n*) employoit les alexiteres, la chair de vipere, les beſoards, les ſudorifiques, la thériaque, les citrons, limons, &c. Roſenaw (*o*) a décrit une fievre pétéchiale tout à fait analogue à la nôtre, & le traitement (*p*) qu'il a employé n'eſt pas à mépriſer.

§. I. La ſaignée étoit ſi peu néceſſaire dans cette maladie, que nous avons cru devoir plutôt faire attention aux ſymptomes qui contr'indiquent cette opération, qu'à ceux qui paroiſſent devoir l'exiger. La foibleſſe du pouls (*q*), la proſtration des forces au commencement (*r*) la colliquation

---

(*l*) Traité des fievres, III, 230.

(*m*) Même ouvrage, p. 247.

(*n*) *Praxis Med.* Le même Auteur recommande l'application des animaux ſur la région du cœur, remede uſité par nos payſans dans les pleuréſies, & qui nous a paru avoir quelque ſuccès lorſqu'il falloit exciter la tranſpiration, ou fixer des douleurs vagues, nerveuſes ſans matiere; mais nous le croyons dangereux dans les maladies putrides & malignes, par la raiſon qu'il ſert à multiplier les miaſmes volatils, & à contracter une odeur des plus mauvaiſes.

(*o*) *Caput dolebat, febris foris mitis, intùs petulans, alvus fluida, die quartâ erupuerunt petechiæ, &c. Conſil. med. col.* 800, 801, 816.

(*p*) *Curatio in exſiccatione, quæ reſiſtat putredini, nam purgatio vel ſanguinis miſſio, niſi in initio fiant, malum, plerumque exitioſiùs reddunt poſt quartam diem. Conſil. med. med. L. C.* Cet Auteur rapporte une obſervation très-analogue à pluſieurs cas que nous avons rencontrés. Il commença ſon traitement par les remedes chauds diaphorétiques, & n'eut recours à la camomille & à l'huile de vitriol, qu'après le 20.ᵉ jour, lorſqu'il vit des hémorrhagies, des marques de putridité manifeſte, &c.

(*q*) *Quò magis comprimitur, magis evaneſcat.* Bianchi, *Hiſt. hépat.* 301.

(*r*) *Si vires ſtatim collabuntur, Signum eſt febrem acutiſſimam eſſe*..... *Mercur. de febr.* 482. *Hipp. Aph. II, 28.*

des humeurs (*s*), la longueur de la maladie (*t*),
la modération avec laquelle les Médecins, même
les plus voués à ce remede, l'ont pratiqué (*u*),
la crainte que les plus grands Médecins ont eu
de l'employer dans les fievres malignes (*x*),
lors même que des hémorragies, des crachements.
de fang, paroiſſoient l'exiger (*y*), ſont autant de
raiſons pour n'uſer de ce remede que dans la
plus grande néceſſité. Je n'ignore pas que pluſieurs
médecins croyent que la ſaignée releve le pouls (*z*),
qu'elle développe la fievre (*a*), dégorge les vaiſſeaux,
prévient les dépôts, les inflammations, les tranſports, &c. Mais d'autres qui ont obſervé les
mêmes maladies dans notre voiſinage, ont vu
que la ſaignée occaſionnoit le délire (*b*), le jeu des
tendons, &c.; d'autres ont obſervé qu'elle étoit
pour le moins inutile dans les maladies bilieuſes (*c*).

(*s*) *Phlebotomia multoties facit putrefaĉtionem.* Aviñcenn. *apud* Bianch. *Hepat.* 646.

(*t*) Ballou, *Conſil med. lib. I, c,* XXI, *p.* 392, n'oſa pas ſaigner un malade attaqué de fievre maligne en hiver, ni donner des calmants, *ne naturam pigram magis redde-remus.*

✍.(*u*) Dans un pays où la ſaignée étoit très en vogue, les Egyptiens avoient appris à la ménager lorſque les pétéchies ſe joignoient à la dyſſenterie. *Voyez* Proſp. Alp. *Med. Ægyp:* 51, *b.* Le même Auteur, d'après Galien, nous recommande de ménager la purgation dans les diarrhées colliquatives.

(*x*) Toutes les fois qu'on ſoupçonne qu'une fievre eſt contagieuſe, l'on doit ſaigner avec réſerve. Huxham, *Eſſai ſur les fiev* 131. Grant. *III,* 149.

(*y*) Bianchi d'après Hippocrate, Baillou, Proſper Mar̈tian parle de ces complications fébriles, avec crachement de ſang, qui exigent la purgation & non la ſaignée. *Hiſt. hép.* 650.

(*z*) Gui Patin croyoit que la nature ſoulagée & miſe à l'aiſe par la ſaignée, étoit capable de ſurmonter les venins. *Lettr.* 32, *p.* 146.

(*a*) Chirac, Traité des fievres. . . . . .

(*b*) M. Charmeil dans ſes lettres manuſcrites. . . . . . .

(*c*) *Si os ventriculi ab humore quodam acri aut vomi-tionem moleſtante offendantur, vena ſeĉtionem inſtituere non licet.* Sennert. *Inſt. med. l. V, p.* 2, *ſeĉt. I, c.* 17. Il obſerve auſſi qu'un pareil ſymptome n'indique pas toujours la purgation. Baillou, *epid. I, c* 8, penſe de même.

. Si la faignée peut être utile, c'eft au commencement, même avant l'invafion de la fievre,
& avant la colliquation des humeurs, comme
nous l'avons dit au commencement de cet ouvrage.
Si l'on veut l'employer en d'autres temps, que
ce foit plutôt à titre de remede irritant, qu'en
qualité d'évacuant; c'eft peut-être le moyen de
concilier tant d'obfervations difparates, qui fe
trouvent répandues dans les livres. Il eft des
Médecins qui ne font faire les faignées que par
onces; alors elles agiffent comme une fang-fuë,
une ventoufe fcarifiée, un véficatoire (*a*), &c.,
remedes dont l'efficacité eft généralement reconnue.
Les fortes faignées abbaiffent le pouls, le rendent
plus fréquent, occafionnent une foibleffe paffagere.
Les petites faignées n'ont pas un effet fi marqué,
mais en accélérant la circulation dans une partie,
elles ftimulent les vaiffeaux & augmentent leur
reffort, fi à une legere évacuation locale (*e*), on
réunit un ftimulant dont l'action foit plus durable.
Il eft prouvé par plufieurs bonnes obfervations,
que cette irritation augmente les forces toniques,
fait ceffer les fpafmes, & fixe en dehors la mé-
taftafe des humeurs, dont le tranfport fur les
vifceres eft fouvent funefte. Je doute fi le fel
alkali volatil des cantharides, qui ne paffe dans
le fang qu'en très-petite quantité, peut accélerer

. (*d*) Nous parlerons ailleurs plus au long de l'effet des
véficatoires & des autres topiques.

(*e*) La faignée pratiquée proche de la partie enflammée,
la dégorge avec efficacité. Pinard, *Miliaire*, p 81. Profp.
Alp. *Med. ægypt.* p. 51, (6), ap ès avoir applaudi à la Méthode de tirer du fang aux cuiffes, par des fcarifications,
chez les enfants, les eunuques; les gens pâles, gras, &c.
ufitée chez les Egyptiens, convient que la faignée eft utile
au commencement des maladies malignes peftilentielles,
lorfque les fymptômes l'exigent & que les forces le permet-
tent. *Voyez p. 54 & 118.* Galien dans fon *Ars parva*, ...
a dit d'excellentes chofes touchant la faignée pratiquée
près de la partie malade.

fa diffolution , comme des Médecins très-habiles l'ont cru (*f*). Je crois plutôt avec M. Grant (*g*), qu'ils nuifent, ou parce qu'on les applique trop tôt, ou parce que le fang déjà en très-mauvais état, fe diffout plus promptement, dès que par une caufe quelconque fon mouvement inteftin eft accéléré.

Nous avons cru devoir entrer dans ces détails pour rendre raifon du fuccès également avantageux, qu'on obtient par des remedes qui paroiffent diamétralement oppofés. Deux grands praticiens, Morton & Sidenham (*h*), fuivoient une méthode oppofée pour guérir les fievres : le premier employoit la méthode échauffante & fudorifique : le fecond, au contraire, employoit fa méthode antiphlogiftique & tempérante. Vanhelmont (*i*) difoit qu'il importoit peu qu'on chaffât la caufe de la fievre par les échauffants ou par les rafraichiffants. L'effet des irritants bien approfondi, l'origine de la bile dont nous avons parlé plus haut, & l'obfervation libre de préjugés, rendent raifon de ces variations dans les traitements.

Je ne rapporterai pas ici les excès pour ou contre la faignée, dans lefquels les Médecins tombent tous les jours. J'en connois particuliérement un très-favant, qui ne fait jamais faire de faignée. Chirac au contraire faignoit copieufement, & ne guériffoit pas moins. Nous avons vu un homme attaqué d'une fievre aiguë bilieufe, être faigné fix fois & perdre plus de cinq livres de fang en moins de trois heures. L'effet de ces faignées outrées fut une convalefcence qui dura fix mois, quoique cet homme fût très-robufte auparavant. Je connois une Dame qui a

(*f*) Huxham & Grant, Traité des fievr. III, 221. 222.
(*g*) Traité des fievres, III, 218.
(*h*) *Voyez* les réflexions fur les fievres, par le Docteur Curri, *pag.* 741
(*i*) *Oper. pag.* 741.

eu des regles exceſſives durant ſix ou ſept ans, au point de perdre du ſang pendant quinze jours ou trois ſemaines à chaque époque. Elle fut réduite à un état de pâleur extrême ; ſes digeſtions ne ſe firent pendant & après ſes hémorrhagies que bien imparfaitement & avec peine. Une femme ſupporta une hémorrhagie par la rupture des vaiſſeaux de l'eſtomac, de cinq livres le premier jour, de trois le lendemain, & de deux le ſurlendemain, ſans compter une quantité de ſang pur, moulé & noir, qu'elle rendit par les ſelles, & qu'on auroit pu eſtimer à une livre & demie. Cette femme ſe rétablit en partie, elle a fait un enfant depuis ce vomiſſement de ſang; mais ſes forces ne reviendront probablement jamais.

Il ſeroit difficile de décider juſqu'à quel point nous pouvons ſupporter les pertes de ſang. Il ne le ſeroit pas moins de concilier ce qu'ont dit les Médecins de plus poſitif à l'égard des ſaignées dans les fievres malignes(k). Nous avons rarement pratiqué cette opération, excepté pendant les préludes de nos fievres. La ſaignée alors nous a paru très-utile ; nous avons même lieu de croire qu'elle a arrêté la maladie chez quelques perſonnes bien conſtituées. Nous l'avons faite d'environ dix onces dans ces circonſtances. D'autres l'ont pratiquée pluſieurs jours après l'invaſion de la maladie, mais ſans aucun effet. Nous n'héſitons cependant pas à croire qu'elle peut être pratiquée en certains cas. Nous avons vu en 1776 une fievre maligne, à la Fare dans le Champſaur, au traitement de laquelle la ſaignée étoit très-avantageuſe. La marche en étoit continue comme dans l'épidémie de 1779; mais elle régnoit dans le printemps, ſans aucune éruption.

(k) *Voyez* les obſervations du Docteur Curri, *pag.* 346. Sennert eſt d'avis qu'on ſaigne au commencement, ſi les ſymptomes l'exigent. *Voyez* ſes Inſtit. *lib. V, p.* 405, 406.

La qualité du fang nous a paru peu différente
de l'état de fanté. Pendant les préludes, le *coagulum*
fe couvroit fouvent d'une coënne légere. Pendant
la maladie, il n'étoit pas diffous, mais un peu plus
noirâtre qu'à l'ordinaire; il fe figeoit cependant (*l*),
même celui que les malades rendoient par les hémorrhagies du fondement, &c. Les crachats de
fang étoient vermeils & écumeux. Je ne m'arrêterai pas long-temps à examiner ici les différentes couleurs du fang, ni leur caufe (*m*). Je fuis
perfuadé que lorfque nous obfervons des changements confidérables dans fa confiftance & dans
fes couleurs, nous devons plutôt le regarder comme
des effets du tempérament des malades, de l'ouverture du vaiffeau, de la profondeur du vafe où
il eft reçu, &c. que comme des fignes pathogno-
moniques des maladies. En effet, il y a fouvent plus
de différence entre le fang de deux hommes en parfaite fanté, qu'entre celui d'un homme fain &
d'un homme malade. Et il eft prouvé que le fang
de l'homme le plus fain & le mieux conftitué, ne
fauroit paffer dans les veines d'un autre fans lui
devenir funefte.

Nous appliquerons aux diffeétions ce que nous
avons dit du fang. Le célebre Pringle (*n*) a trouvé
des abfcès au cerveau des cadavres qu'il a ouverts;

***

(*l*) Le fang a paru tantôt naturel, tantôt diffous, tantôt
dans un état inflammatoire chez les perfonnes attaquées de
la pefte. *Voyez* Obf. fur la pefte de Marfeille, *II.e Mém.* p. 2.
In aliis autem malignis febribus, in quibus (peticula) appa-
ruerunt, neque albicans ferum vidi, neque molliffimum craffa-
mentum. Morgan. *de fed. morb. Epift.* 49, n. 22. Bordeu,
Rech. I, 324, obferve que l'abfence des fucs muqueux eft
le plus mauvais figne dans les fievres malignes. Huxham,
Effai 128, a fait la même remarque.
(*m*) *Admiranda machina, hoc ipfum liquidum, ex rebus*
alieniffimis conficientis confervantis, reparantis, natura nos
latet, ftructura intima nos fugit. De Haën, *Rat. med. V,*
421. Bordeu; *Rech. fur les malad. chron. Analyf. du fang,*
eft de ce fentiment.
(*n*) Mal. des Arm. II, 74, & fuiv.

nous aurions fans doute rencontré des dépôts fem-
blables chez les fujets morts dans le délire, l'affoupiffement, &c. des gangrenes internes dans la poitrine ou le bas-ventre; mais nous n'avons jamais
pu trouver une occafion favorable, ni obtenir de
perfonne un feul cadavre pour nous livrer à ce
travail. Le préjugé eft fi fort dans les campagnes
à ce fujet, une vénération mal entendue des parents à l'égard des morts, eft fi outrée, que le
Médecin qui tenteroit pareilles chofes, courroit le
rifque d'être victime de fon zele.

§. II. L'émétique n'a pas moins éprouvé de con-
teftations dans les fievres malignes, que la faignée,
de la part des Médecins. J'avoue que les menaces
du Docteur de Haën (*o*) m'en ont impofé, & m'ont
fait craindre l'ufage de ce remede; mais lorfque
j'ai été au chevet des malades, j'ai cru devoir penfer
différemment. Le mot d'orgafme a retenti dans les
écrits de ce favant Médecin, comme chez bien
d'autres; mais toutes fes difcuffions ne nous ont pas
encore appris à diftinguer cet état de turgefcence,
d'une maniere fûre.

Dans une fievre maligne, qui débute prefque
toujours par des naufées répétées pendant quelques
jours; par des vomiffements effectifs & fpontanés;
qu'on fait être ordinairement accompagnée de
vers; dont la durée doit être très-confidérable;
qui regne avec des complications bilieufes, fuivie
des diarrhées de cette nature, doit-on différer
d'employer ce remede? J'avoue, avec le Docteur
Curri (*p.*); qu'il doit être adminiftré avec prudence; mais quoique moins prévenu en fa faveur

---

(*o*) *Rat. med.* I, 244, 248, *&c.*

(*p*) Réflex. fur les fievr. wintringham, *Comment. Nofol.*
123, s'eft déclaré contre ce remede.

que Sidenham (*q*), Guidet (*r*), &c. je fuis perfuadé que dans les cas douteux fon ufage eſt bien
moins dangereux que celui des purgatifs.

Lorſque j'ai été appellé chez un malade attaqué
depuis peu de la fievre, s'il n'a pas été poſſible de
faire précéder la ſaignée, par les raiſons détaillées
dans le §. précédent, ou parce que j'ai été appellé
trop tard, j'ai eu ſoin de le mettre à la diete,
de lui faire avaler pluſieurs verres de tiſane ordinaire le ſoir & pendant la nuit. Le lendemain,
j'adminiſtrois un vomitif compoſé de dix-huit
grains d'ipécacuanha en poudre, ou de quatre
grains de tartre ſtibié, délayés dans trois verres
d'eau. Si ce remede, malgré les nauſées qui avoient
précédé, ne faiſoit que peu d'effet, ſi les matieres
étoient très-claires, vertes & ſuivies de beaucoup
de fatigue ou de foibleſſe, j'augurois que la maladie devoit être violente. Souvent l'émétique, par
une ſingularité de cette maladie, n'opéroit que
par le bas (*s*); alors ſi les matieres étoient claires,
ſi l'effet du remede ſe prolongeoit au‑delà de
douze heures, mon pronoſtic étoit fâcheux.
Si au contraire l'émétique opéroit deux ou trois
fois ſans beaucoup de fatigue; ſi le malade en
même temps alloit une ou deux fois à la ſelle; ſi les
matieres étoient liées, bilieuſes, & que la langue
reſtât blanche, ces ſignes étoient favorables. Souvent les malades avoient une très‑grande repu-

---

(*q*) *Oper. I, conſt. de* 1662, *&c.*

(*r*) *Mirabile dictu quantum illis profuerit advertendis
emeticum tempeſtivè datum apud* Bianch *Hiſt. hépat.* 630.
Sennert, *de purg. in febrib.* p. 90, veut auſſi qu'on emploie
ce remede au commencement.

(*s*) Cette inverſion de l'effet des émétiques peut bien
dépendre du ſiege du mal, ou du penchant de la maladie,
ou même de la ſaiſon. Hipp *Aph. IV*, 4, a obſervé qu'il
falloit purger en Hiver, & faire vomir en été. *Medicari
æſtate ſuperiores ventres magis; hieme vero inferiores.* Bianch.
hepat. 703.

gnance pour boire, ce qui n'étoit pas confolant.
Si la nuit qui fuivoit l'ufage du vomitif étoit bonne,
procuroit du fommeil & un mieux-être le lendemain, c'étoit d'un préfage avantageux : lorfque le
contraire arrivoit, je ne pouvois avoir recours aux
calmants, parce que les évacuations duroient jufqu'au lendemain & même plufieurs jours.

§. III. Souvent les malades rendoient des vers le
jour de l'émétique : s'ils étoient vivants & qu'ils
fortiffent avant ce remede, c'étoit un mauvais
figne ; s'ils étoient morts & mêlés avec des matieres,
c'étoit moins mauvais. Je plaçois alors un vermifuge compofé de fix grains d'*aquila alba*, & de
vingt ou vingt-quatre grains de *femen contrà* pour
les adultes, le foir de la médecine ou le lendemain.
Si le malade rendoit beaucoup de vers, je réiterois
ce remede ; mais comme c'eft un vermifuge fûr,
j'avois rarement befoin de le répéter. Chez les
enfants, le vermifuge au quart ou à moitié de la
dofe, tenoit fouvent lieu d'émétique. Chez les
perfonnes délicates, chez ceux où j'étois appellé
trop tard, où la colliquation des humeurs étoit
déjà décidée, je n'ofois pas employer le mercure
doux de peur d'accélérer la diffolution des humeurs (*t*), je préférois alors le *femen contra*, mêlé
avec un gros de racines de fougere mâle en
poudre, que je donnois dans du miel ou dans une
cueillerée de lait. Je faifois prendre dans la journée
un ou deux verres de décoction de racine de mû-
rier noir, ou de racine de gentiane, ou de *polygala*

(*t*) M. Grant obferve avec raifon que le mercure eft le
plus grand diffolvant du fang. Il dit que la partie réguline
de l'antimoine, le jalap, l'aloës, l'eau de laurier-cerife,
la ciguë aquatique, les purgatifs réfineux, l'exalaifon des
infectes morts, les miafmes des fievres peftilentielles, &c.
operent le même effet. *Traité des fiev. II*, 48. Les Mede-
cins de Montpellier ont obfervé que les emplâtres mercuriels
étoient nuifibles aux bubons peftilentiels. *Obf. fur la pefte
de Marfeille*, édit. *in*-12. *p*. 44.

amer, lefquelles je regardois comme vermifuges
& antifeptiques. D'autrefois je donnois le vinaigre
pur ou avec une pincée de fleurs de foufre. Souvent les payfans faifoient avaler, avant mon arrivée, un vermifuge compofé de demi-gros environ
de femence de chou commun, ou de deux gouffes
d'ail, écrafées dans un peu de lait.

§. IV. Le lendemain du vermifuge, fi le malade
n'alloit pas en diarrhée, s'il n'avoit pas été purgé
par l'émétique, ni par le mercure doux, je donnois
un purgatif ordinaire compofé avec les follicules
de féné, le fel d'epfom dans du jus de pruneaux
ou de tamarins. D'autrefois j'employois l'éméticocathartique de M. Tiffot, compofé de trois onces
de manne & deux grains de tartre ftibié. Souvent
j'avois recours à la rhubarbe en poudre, mêlée
avec la moitié de fon poids de crême de tartre, & ce
remede m'a rendu de très-grands fervices. C'eft un
purgatif fûr, qui n'eft jamais violent & qui fait
ceffer les diarrhées rebelles, bien-loin de les provoquer : auffi l'ai-je employé avec fuccès pendant
le cours & fur la fin de ces maladies. Je me fuis
bien trouvé auffi d'un demi-gros de rhubarbe en
poudre mêlée avec douze ou quinze grains d'yeux
d'écreviffes : quelquefois j'ajoutois à ce remede
quelques gouttes de liqueur minérale d'Hoffman,
pendant le cours de ces diarrhées habituelles. Chez
d'autres fujets, j'y joignois quelques gouttes de
jus de citron au lieu de la liqueur d'Hoffman, &
j'incorporois le tout avec du firop de limon, de
capillaire, ou avec un peu de diafcordium.

Tels ont été les purgatifs ordinaires que j'ai employés pendant cette maladie. Plufieurs malades
n'ont été purgés qu'avec l'émétique, d'autres l'ont
été deux fois, rarement trois (*x*). La rhubarbe feule

_____

(*x*) M. Grant propofe pour modele du traitement de Ices
fievres, l'obfervation de M. Brand, dont la maladie avoit

ou mêlée avec la crême de tartre , les yeux d'écre-
viſſe , &c. ne peut pas être regardée comme un
purgatif complet; elle n'a jamais procuré qu'une
ou deux ſelles ; auſſi la donnois-je plutôt pour
prévenir les diarrhées , que pour évacuer. Lorſque
les matieres paroiſſoient abondantes , j'y ſubſtituois
d'autres purgatifs.

Les purgatifs ſont ſans doute très - néceſſaires
dans toutes les fievres bilieuſes (*y*) , & ils l'étoient
ſûrement dans cette épidémie , puiſque tous nos
malades ont eu des diarrhées plus ou moins abondantes. Le canal inteſtinal offre un égoût conſidérable pour ramaſſer & porter au dehors tous les
immondices de notre corps , même toutes les humeurs ſuperflues , lorſqu'il eſt fréquemment pro-
voqué (*z*). C'eſt d'après cette théorie que le Char-
latan Ailhaud auroit pu expliquer les ſuccès de
ſes poudres , pour guérir toutes les maladies ; &
non d'après ſes idées imaginaires d'un ſang incor-
ruptible , que ſon remede réitéré dément manifeſte-
ment , puiſqu'il décompoſe le ſang , & le fait dé-

---

réellement beaucoup de rapport avec celles qui ont régné
ici ; mais ce n'eſt pas nos payſans , uſés par le travail , qui
n'ont aucun embonpoint , qu'on peut purger ſept fois
en ſept jours. *Traité des fiev.* III , 183.

(*y*) *Bilioſæ febres , non quidem per ſudores , ſed per alvinas
aut alias excretiones curantur.* Bianch. *hepat.* 303. *Nec
morbum ullum Regium quod ſciam , ac hujuſmoai aut alio
quocumque ſudore fuiſſe ſublatum , tanta eſt ientoris biliaris
cum diaphorıſi improportio.* Ibid.

(*z*) *Ego etiam plures vidi à diuturnis in pulmones diſtil-
lationibus languidos ac penè tabidos effectos ac redditos , ut
vix eorum ſalus amplius ſperari liceat , ſemel à devorato
ſcamonio , vel ſtibio , vel co ocynthile validiſſimè purgatos ,
continuò ſanos evaſiſſe.* Proſp Alp *Med ægypt.* 131, *b.* Nous
avons vu un cas de cette nature Une jeune fe mme, dont
le frere & la ſœur étoient morts de conſomption . devint
poitrinaire après ſa premiere cou he . par la métaſtaſe des
lochies & des autres humeurs ſur le poumon ; elle crachoit
des matieres purulentes , avoit des ſueurs nocturnes & une
toux habituelle avec redoublements. L'émetique un peu
violent , ſuivi de quelques priſes de quinquina , la guérit.
Elle a fait deux enfants depuis , & continue à ſe bien porter.

génerer en férofités & en bile ; ainfi que les autres humeurs. Mais parce que la purgation eft avantageufe, il ne s'enfuit pas qu'on ne puiffe en abufer.

Il faut favoir feconder la nature, pour opérer la guérifon par la voie la plus courte; mais il ne s'agit pas toujours de vouloir l'imiter (*a*). La diarrhée étoit décidément l'ouvrage de la nature dans nos fievres ; mais bien-loin de guérir, elles épuifoient les malades & prolongeoient les maladies. Un corps vivant contraĉte des habitudes dans l'état de maladie, comme dans l'état de fanté. La diarrhée devenoit ici, au bout d'un temps plus ou moins long, un vice entretenu par l'habitude & la foibleffe des parties : auffi la peau devenoit feche ; les urines ne couloient pas ; il n'y avoit plus de fécrétion dans la bouche, la langue étoit feche, fans foif & fans mucofité ; & le corps tomboit dans un état de marafme affreux, parce que toutes les humeurs fe portoient vers les inteftins. Il n'y avoit ordinairement ni tenfion ni coliques, parce que la fource de ces diarrhées étoit dans le foie, par une filtration analogue à celle de la bile. Les hémorrhagies même qui nous ont fait périr quelques malades, paroiffoient avoir la même origine ; mais dans ce dernier cas le foie étoit très-douloureux & fenfible.

Les Anciens qui ont parlé des effets des purgatifs dans des maladies analogues, ont quelquefois craint ces dévoiements colliquatifs (*b*) ; mais il ne

(*a*) *Quò vergit natura eò ducere opportet per loca convenientia.* Hipp. *aphor. I,* 21.
(*b*) *Si liquidam alvum habenti, caufus fupervenerit, fi tibi purgatio idonea videatur ; eam non tribus primis diebus adhibebis, fed quarto.* Hipp. *vict. acut.* apud Galen. *Comment. IV,* 68, *l.* 25. Galien rappelle ici les fentences de *coĉta medere & non cruda, &c* & l'on voit qu'Hippocrate vouloit donner le temps aux matieres d'acquérir un peu de confiftence ; car il n'étoit pas poffible qu'il vînt une véritable coĉtion au quatrieme jour d'une fievre bilieufe.

fut pas toujours en leur pouvoir de les éviter (*c*).
Sidenham (*d*) a obfervé que les vomitifs préve-
noient la diarrhée dans fon pays ; mais ce moyen
a été chez nous employé en pure perte. Lorfque
le dévoiement avoit commencé, nous avons cru
l'émétique & les purgatifs également dangereux (*e*).
Dodoëns, qui a donné une bonne defcription de
la fievre pétéchiale, a propofé les purgatifs au
commencement (*f*) ; mais il craignoit, comme
nous, l'action des forts purgatifs (*g*). Il eft tombé,
comme fes contemporains, dans l'abus des cordiaux ; mais il n'a pas oublié les délayants, les
acides & les parfums, comme prophilactiques.
Profper Alpin (*h*) a remarqué que les purgatifs
étoient dangereux aux perfonnes trop livrées à la
boiffon & à leurs appétits ; mais nous pouvons

(*c*) Riviere, *Prax. cent. I. pag.* 50, *obf. lxxxvij*, nous
apprend avec quelle prudence il faut manier les purgatifs
en pareil cas Il préfere (*p.* 336) les clifteres laxatifs aux
purgatifs, de peur d'exciter la diarrhée. Trop affujéti à
l'axiome, *concoéta medicari, non cruda,* &c. aphor. I, 22,
qui n'eft pas du tout applicable aux fievres acritiques, il eft
malgré lui forcé de fuivre, en bon Praticien, des indications
plus urgentes.

(*d*) *Oper. conft.* 1661, *cap. IV, n.* 11 & 12.

(*e*) *Solvere ventrem, fuprà ventris folutionem, valdè
timorofum.* Avicenn. *fen.* 4, *doét.* 5. Quefn. *II,* 470. *In
peftilentibus, contagiofis & aliis à venenofo humore pro-
deuntibus morbis, non effe temerè evacuandum.* Avicenn.
fen. 6, 4: *tr.* 4, *c.* 9. Valleriol. *obf.* 132, *lin.* 17.
*Irritationes alvina aut biliofa, fapè in his febribus, intef-
tina laceffunt, abfque fymptomatum imminutione quas
tamen fupprimere vix audeo, nifi vires atterrantur.* Bianch.
310.

(*f*) *Purgans in primis diebus & priufquam macula appa-
reant, exibendum.* Dod. *Prax. C.* 19.

(*g*) *A fortioribus medicamentis abftinendum, ne ingens
alvi fuccedat profluvium.* Ibid. *L. C. Primò ventrem faltem
lenire.* Sennert, *de febr.* 490. Il dit ailleurs, *cap. de
fyntaxi, p.* 102, parlant des diarrhées colliquatives,
qu'il faut s'abftenir des bouillonsde viande. Ce confeil
eft bon, mais l'état des forces nepermet pas toujours de
l'exécuter.

(*h*) *Crapulis indulgentes, difficulter purgantur.* Med.
ægypt. 129.

affurer

aſſurer que dans ce ſens-là toute la Médecine eſt contraire aux ivrognes. Ce n'eſt pas dans cette épidémie ſeule que nous avons eu le déſagrément de donner des ſoins inutiles à des gens adonnés au vin : nous avons commencé plutôt à nous appercevoir combien les reſſources de l'art ſont peu utiles en pareil cas. Un homme uſé par les excès de bouche, a l'eſtomac ruiné, tous les organes digeſtifs ſont dans un état d'inaction, d'inſenſibilité & d'induration, incapable de correſpondre à l'effet des remedes. Ils périſſent ſans fievre & en peu de temps ; leur pouls conſerve un état de roideur, effet du travail & de la boiſſon, qui imite déjà celui de nos fievres continues & nerveuſes pendant l'automne. Auſſi ſont-ils quelquefois attaqués de fievres nerveuſes & autres maladies anomales (*h*), pendant que le reſte des hommes, qui vit dans la tempérance & la modération, jouit d'une parfaite ſanté. Que les hommes qui ne ſont pas encore abrutis par les boiſſons, apprennent donc à ſe ménager, & à ne pas vouloir imiter ces buveurs qui ont pouſſé leur carriere aſſez loin, malgré leurs déreglements.

Lorſque cette diarrhée colliquative épuiſoit entiérement les malades par ſa durée & par ſa fréquence, nous n'aurions pu mieux faire que d'employer les abſorbans, la rhubarbe, les acidules, les farineux & autres ſecours que preſcrit le Docteur Grant (*i*). L'opium & ſes préparations nous ont été peu utiles dans ces cas : la liqueur d'Hoffman, au contraire, nous a rendu de très-bons offices, comme

---

(*h*) J'ai vu un ivrogne de profeſſion, avoir une inflammation ſi terrible à la langue, qu'elle en devint comme une boule, au point d'intercepter la reſpiration.

(*i*) Traité des fievres, III, 176, 177.

nous le dirons plus bas. Bianchi (*k*) dit s'être bien trouvé de l'usage des plantes vulneraires, pour arrêter ces diarrhées en partie critiques & en partie symptomatiques qui regnent pendant l'été ou l'automne. Mais M. Grant (*l*) observe que lorsque la fievre maligne est compliquée avec la synoque putride, la transpiration ne peut avoir lieu qu'après les autres évacuations. Si quelqu'un est surpris de ee que nous ne parlons pas des vésicatoires, des ventouses, des diurétiques, &c. pour détourner cette affluence des humeurs qui se portoient vers les intestins, nous le prierons de se rappeller l'état de foiblesse extrême où étoient réduits nos malades, avant qu'on dût penser à arrêter une évacuation qui seule paroissoit opérer la solution de la maladie. Tenter de l'arrêter plutôt, c'étoit s'exposer à voir survenir des transports au cerveau, des embarras douloureux au foie, qui souvent avoient lieu au commencement. Le délire, l'assoupissement carotique, ordinaires à cette fievre, n'avoient presque jamais lieu chez les personnes attaquées de diarrhées continuelles. Si à l'aide des absorbants, des cordiaux, du laudanum, &c. on suspendoit la diarrhée, la maladie n'étoit qu'interrompue, pour revenir deux jours après avec plus de violence. Nous avons donc cru devoir nous occupper de soutenir les forces & de modérer l'âcreté des humeurs, par des tisanes acidules, des gelées de fruit savoneuses, qui étoient des aliments médicamenteux appropriés à ces circonstances.

§. V. Les antiseptiques très-bien indiqués dans tous les cas de colliquation & de redoublement dans les fievres, étoient par cette double raison nécessaires dans cette épidémie. Le kinkina tient parmi ces remedes le premier rang : mais nous

(*k*) Hist. hépat 671.
(*l*) Traité des fievres, III, 180.

avons très-souvent été obligés d'en différer l'usage
jusqu'à la fin de la maladie, pour nous en tenir à
d'autres plus doux & moins résineux. La plupart
des hommes attaqués de nos fievres, avoient la
peau dans un état de sécheresse extrême, la langue
étoit souvent dans le même état ; & une très-petite
dose de kina donnoit des chaleurs d'entrailles,
des âcretés, des pincements, des agitations, &
des insomnies (*m*). Ce remede, mêlé avec une égale
quantité de rhubarbe, étoit plus supportable ; mais
ce n'étoit pas chez les sujets dont nous venons de
parler qu'il falloit l'employer. Une légere décoction
à l'eau de cette écorce, acidulée avec quelques
gouttes d'acide vitriolique, ou avec le citron,
aromatisée avec très-peu de camphre, faisoit un
remede pour les hémorragies, les larges pétéchies,
la prostration des forces, les excoriations des malades, &c., dans les cas les plus désespérés.

La serpentaire de Virginie dont nous avons déjà
parlé à l'article du régime, a très-souvent été employée en décoction, rarement en substance. Cette
racine donne à la tisane un goût désagréable que
les malades ne supportent pas long-temps.

Le camphre dissous dans le vinaigre avec une
égale quantité d'amandes, dans lequel on versoit
quelques gouttes minérales d'Hoffman, faisoit un
diaphorétique sûr, mais dont le goût répugnoit
à beaucoup de personnes. Le camphre même à la
dose de deux ou trois grains, faisoit vomir plusieurs
malades : Sennert (*n*) s'étoit déjà apperçu de ces
inconvénients.

_____

(*m*) *Cortex peruvianus, quâcumque formâ adhibitus,
in hisce morbi stadiis nullius efficacia mihi semper visus est ;
ad quem è contrà velut ad sacram an-horam confugio,
quoties post elutriatam bilis, cacochimiam, cutis mollitiem
suam aquanda febris mitior & tertiana indoles.* Bianch.
Hist. hepat. 629.

(*n*) *Non magna tamen ejus copia opus, sed duo vel tres
gr. sufficere possunt.* Curat. pestis, 427.

Les fleurs de camomille (*o*) à petite doſe dans
la boiſſon des malades, étoit un antiſeptique plus
agréable, & qu'on pouvoit donner plus long-temps
avec les acides.

Les fleurs, feuilles & racines d'arnica, qu'un
ſavant Médecin de Vienne (*p*) a mis en uſage
depuis peu, pour la gueriſon de ces fievres, n'a
pas eu chez nous autant de ſuccès. Nous avons
ſuivi la méthode que preſcrit M. Collin pour
adminiſtrer ce remede : nous avons employé les
fleurs & les feuilles de cette plante, dans des
cas aſſez analogues & dans la même ſaiſon où
ce ſavant l'a employé, mais avec des ſuccès moins
marqués (*q*). Nos malades, il eſt vrai, n'ont
jamais pu ſupporter les doſes entieres que M.
Collin preſcrit ; il falloit mettre preſque autant
de ſirop de capillaire que de cette décoction,
& encore les plus robuſtes n'en vouloient prendre
que deux ou trois fois par jour. J'ai fait adminiſtrer l'extrait aqueux du ſuc frais, & celui de
la forte décoction de cette plante ; mais ces préparations n'équivalent pas à une légere décoction.
Par une ſingularité peu commune, l'infuſion ſeule
n'eſt jamais ſi foncée ni ſi active qu'une légere
décoction. Comme je fais un fréquent uſage de
cette plante depuis quelques années, & long-temps
avant de connoître les ouvrages de M. Collin,
je ſuis parvenu, comme ce Médecin, à connoître
que la meilleure façon de la donner, étoit de

___

(*o*) Nous n'avons employé que l'*anthemis arvenſis*, Linn.
Spec. plant. 1261, ou la *matricaria camomilla* du même
Auteur, *pag.* 1256. La premiere nous a paru plus efficace :
elle donne un goût aigrelet & amer à la tiſane ; ce que ne
fait pas la ſeconde, qui eſt ſeulement amere & aromatique.
La camomille romaine eſt préférable à l'une & à l'autre,
mais elle ne ſe trouve pas ici, comme nous l'avons déjà dit.

(*p*) M. Collin *arnica vires & obſervat. Pars V.ᵃ* Viennæ,
1776, *in*-8.

(*q*) Voyez *de arnic. in febr. putrid. p.* 208.

mettre les parties de cette plante à l'eau bouillante, & de continuer à la faire bouillir légérement pendant une demi-heure à pot couvert (*r*).

La racine d'anthora donnée à petite dose (*s*), fait un remede antiseptique, diaphorétique & vermifuge. Je n'ai pas beaucoup d'expérience au sujet de ce remede, mais le petit nombre de cas où je l'ai administré, m'engage à le continuer, & à croire cette plante moins suspecte pour les hommes que pour les animaux.

La racine d'imperatoire (*t*) a été donnée à plusieurs malades en décoction, à la dose de trente grains sur trois livres d'eau, & ce remede m'a paru excellent pour calmer les spasmes & le jeu des tendons.

(*r*) L'usage de la décoction de cette plante, donnée sur la fin de la maladie, lorsque les forces du malade paroissoient languir, que la fievre n'étoit plus assez forte pour opérer aucun mouvement critique, nous a paru utile dans quelques cas. Elle rendoit les urines plus chargées, donnoit plus de fermeté au pouls, & occasionnoit des moiteurs salutaires. Avant ce temps-là ce remede n'étoit pas nuisible, mais ses effets étoient peu sensibles. Souvent elle augmentoit un peu la sécrétion des urines, mais bien moins dans cette fievre, que dans d'autres cas où nous l'avons employée, comme tonique, diurétique & apéritive. C'est un remede excellent dans les cacexies, les pâ eurs, les obstructions glaireuses, &c. Je suis surpris que M. Collin ait trouvé des vertus cordiales, dans un remede qui fatigue toujours plus ou moins l'estomac. *Corrigentes & cardiacas vires pluriès expertus. L. C. p.* 132. Les acides corrigent, ou plutôt mitigent bien un peu ces sentiments de pression, d'anxiétés, &c. mais les sirops, le miel, les mucilagineux operent encore mieux cet effet.

(*s*) Plusieurs Médecins anciens ont regardé cette plante comme un contrepoison excellent. *Voyez* Hall *Hist. stirp. n.* 1199 : Vicat. *pl. venen. p.* 11 ; Garidel. *Hist* 12 ; &c. D'autres l'ont cru émétique, purgative & dangereuse. Il est certain que c'est une plante très-active, & qu'elle exige beaucoup de précautions, il n'est pas moins vrai qu'il n'y a rien à craindre de celle de nos montagnes, au poids de 15 à 30 gr.

(*t*) *Imperatoria struthium.* Linn. *Spec. plant.* 371.

La racine, les feuilles & fleurs de *polygala amara* (*v*), à la dofe de deux gros fur quatre livres d'eau, édulcorée avec le fucre ou le miel, m'a paru convenable dans le cas de relâchement d'eftomac, des redoublements fébriles, & pour exciter la tranfpiration. J'ai fait ufage de quelques autres plantes actives inufitées chez les modernes; mais comme elles ne font pas auffi appropriées à ces fievres, nous n'en parlerons pas ici.

Les femmes, les tempéraments pâles, phlegmatiques, &c. n'étoient pas, à beaucoup près, auffi tourmentés par ces aridités de la peau, ces agitations, ces fécherefles à la langue, &c. leurs dévoiements annonçoient moins d'âcreté dans les humeurs: mais ils avoient des redoublements violents, des tranfports affreux, qui faifoient craindre pour eux; lorfque ces redoub'ements violents, mêlés de tranfports, de fueurs froides, de fyncopes, &c. s'annonçoient, un ou deux accès fuffifoient pour me déterminer à donner le kinkina pour les arrêter. C'étoit alors que ce remede, quoiqu'à peine indiqué (*x*), feul ou mêlé avec la rhubarbe, les gouttes d'Hoffman, la crême de tartre, &c. opéroit ces *miracles* qui lui ont mérité le nom de divin.

(*v*) Linn. *Spec. plant.* 987. Mém. de l'Acad. des Scienc, ann. 1739, 184. Hall. *Hift. ftirp. n. 343.*

(*x*) Quoique l'ufage du quina ne foit pas auffi fûr dans ces fievres où les redoublements ne font pas précédés de friffon, on n'eft pas moins obligé de l'employer quelquefois. Je me fuis conduit alors non d'après les indications, mais d'après l'abftraction des indications contraires à ce remede, c'eft-à-dire, en fuivant l'inverfe de la méthode ordinaire. Cette marche m'a réuffi, & elle m'a appris que la ligne de féparation entre ces fievres n'étoit pas tracée, ou qu'elle étoit difficile à faifir. L'on doit faire attention auffi aux temps de ces fievres, car le quina, indifférent ou utile dans leur déclin, feroit dangereux dans leur état ou leur augmentation. *Voyez* M. Leroy, *Mélang. de Méd.* 179.

Le Docteur Grant (*y*) a réfuté en vrai Médecin,
ces expériences plutôt chymiques que médicinales,
pour ou contre les antiseptiques, relativement à
leur maniere d'agir sur la viande, les sucs animaux,
mucilagineux, ou sur les différents mélanges,
liqueurs, &c. & les usages ou les effets qu'on a
prétendu en déduire, relativement au corps humain.
Bordeu (*a*) a parlé fortement aussi contre ces
expériences chymiques, auxquelles il ne croit pas.
Hippocrate n'étoit pas chymiste, il ne savoit qu'une
anatomie grossiere, & ne s'occupoit pas de la con-
noissance d'un grand nombre de remedes. Cependant, avec des connoissances médiocres dans ce
qui s'appelle les accessoires de l'art, il devint le
plus grand Médecin qui ait jamais paru, il porta
sur-tout ses connoissances sur le pronostic des maladies aiguës, à un point de perfection que nous
n'avons encore pu atteindre, quoique aidés de ses
ouvrages.

Je ne veux point infirmer les travaux des savants
Médecins qui se sont étudiés à développer la
marche de la nature, dans le travail de la fer-
mentation, & le rapport que certaines substances,
au moyen de l'action de certains agens, de certaines liqueurs, ont avec l'altération ou le mélange
de nos liqueurs; mais je voudrois faire sentir que
le corps humain, quoique lié avec tout ce qui
l'environne, ne ressemble à rien qu'à lui-même;
qu'une fois livrés à ces expériences, à ces analyses,
il nous est bien difficile de contenir notre imagination dans les bornes qu'on doit lui prescrire.
La chymie moderne nous présente des illusions
séduisantes & des expériences captieuses, au sujet
de certains sels qui agissent bien différemment sur
un corps vivant, que sur des sels d'une nature

_____

(*y*) Traité des fievres, II, 36.
(*a*) *Chemia usus, in Medicinâ ferè nullus* ; Juncker,
Bord. Rech. sur les malad. Chron. 350.

oppofée. Chez nous ils ftimulent, picotent, irritent, ébranlent, déchirent, agiffent fur les nerfs; au lieu qu'ailleurs ils s'infinuent, s'approprient, s'entredétruifent mutuellement, pour former de nouvelles combinaifons. Nous avons prouvé plus haut que les mêmes remedes produifoient fouvent différents effets, que des remedes oppofés gueriffoient les mêmes maladies; fources de fchifmes, de difputes & de controverfes médicales, & qui ne peuvent fe concilier que par l'étude approfondie de cet être animé, qui veut tout favoir, & qui n'a pu encore ébaucher l'art de connoître fa véritable exiftence phyfique.

§. VI. Les calmans font néceffaires dans prefque toutes les maladies, mais principalement dans celles qui affectent les nerfs, au point d'occafionner des douleurs, des crifpations, des agitations, des infomnies, &c. dans des temps où le praticien ne peut pas du tout efpérer de pouvoir feulement pallier ces effets, par les remedes évacuants, altérants, incraffants, &c. Les crifes font fouvent précédées de ces troubles, toujours fufpects pour un jeune Médecin; le plus exercé ne peut fouvent trouver fa fécurité, que dans une fermeté que l'ufage feul & l'habitude de voir des malades peut acquerir; mais s'il faut prononcer fur l'événement, il fera fouvent embarraffé dans ces fievres malignes, dont la marche eft lente, fans crifes fenfibles (*b*): on ne peut pas du tout efpérer que cet état de trouble & d'agitation fera fuivi de calme & de mieux être.

Si l'ufage des calmans eft néceffaire, l'application en eft bien délicate. Un grain de *laudanum* donné à contre-temps, fait perdre des moments

---

(*b*) *Diebus criticis fuperftitiosè non ita confidere, ut Medicus futuram crifim otiofus expectet; fed ipfas morbi acceffiones intueri convenit.* Aftruc. *Pathol.* 47.

précieux, il eſt capable de ſuſpendre des ſécrétions avantageuſes , & d'occaſionner des métaſtaſes funeſtes dans les maladies. L'opium & ſes prépa-rations , en procurant un ſommeil tranquille , occaſionne ſouvent des moiteurs favorables & dégage la tête ; mais il n'eſt que trop ordinaire de voir ce remede opérer un effet contraire. Il eſt peu de moyens auſſi ſûrs d'appaiſer les actions ſyſtaltiques abdominales , mais quelquefois il ne fait que les ſuſpendre pour les voir renaître après; d'autres fois le laudanum échauffe & altere pro-digieuſement , & il eſt beaucoup de ſujets vaporeux qu'il fait vomir ; quelquefois il appaiſe certaines douleurs vagues , pour les concentrer ſur quelque partie de la tête.

Tout état ſouffrant, inquiet , agité ; les inſomnies, les excrétions violentes , &c. peuvent indiquer l'opium ; mais les cas qui contr'indiquent ce remede ſont en plus grand nombre.

1.º Tout état de pléthore, vraie ou fauſſe , eſt incompatible avec les effets de ce remede.

2.º Il eſt dangereux , lorſque le corps eſt ſur-chargé de bile ou de matieres glaireuſes, excré-mentitielles , dans les premieres voies.

3.º Il ne l'eſt pas moins chez les perſonnes qui ne peuvent le ſupporter, à cauſe de l'idioſincraſie de leur tempérament (*c*).

Par une diſpoſition particuliere de cette épidémie, les préparations d'opium produiſoient rarement ce calme tranquille, qu'on a vu opérer à ce remede dans d'autres cas. Je le crois même nuiſible dans les fievres pétéchiales , & dans toutes les diſpo-

---

(*c*) Les avis que je donne ici , ſur l'uſage des calmants, ne ſont relatifs qu'aux obſervations que nous avons faites ſur les différents ſujets attaqués des fievres épidémiques , auxquels nous les avons adminiſtrés. Ces obſervations ſont par conſéquent bien éloignées de pouvoir ſuffire dans les cas où ces remedes ſont indiqués pour d'autres maladies.

fitions putrides des humeurs. Souvent l'ufage du laudanum étoit fuivi le lendemain d'une éruption fubite des pétéchies, le malade fe trouvoit plus fatigué. Grant (*d*) a fait cette remarque avant nous, & a fubftitué les évacuants & les acidules à fes préparations.

Un calmant qui nous a très-bien réuffi pendant la durée de cette fievre, & qui n'a eu aucun des inconvéniens des préparations de l'opium, c'eft la liqueur minérale anodine d'Hoffman. Nous en avons fait un fréquent ufage; & bien - loin d'en avoir éprouvé des foibleffes, des anxietés, des chaleurs, &c. nos malades ont toujours paru auffi foulagés par ce remede, que rebutés par fon odeur qui déplait fingulierement, fur-tout aux gens délicats & aux femmes. Cette répugnance ne m'a jamais empêché de l'adminiftrer; c'étoit au contraire fouvent un indice de fes effets falutaires. Nous ne nous fommes pas apperçus que ce remede à la dofe de dix ou quinze gouttes dans de l'eau pure, dans une légere diffolution de camphre, ou dans la tifane ordinaire dont nous avons parlé, ait été nuifible aux perfonnes dont la poitrine nous paroiffoit délicate, ni aux femmes enceintes. Aux hommes robuftes, nous en donnions le double de cette dofe, pour calmer l'état de fatigue & de mal-aife, dans lequel les jetoient ces diarrhées féreufes, bilieufes, &c. qui duroient quelquefois pendant trois femaines ou un mois; c'étoit même le moyen le plus fûr & le moins dangereux pour moderer ces évacuations. Nous donnions alors cette liqueur avec le kina, la rhubarbe, les abforbants, les cordiaux, &c. & toujours avec un fuccès plus ou moins marqué.

L'effet des remedes les plus appropriés à la

_____

(*d*) Traité des fievres, III, 125.

maladie, n'eſt pas toujours ſûr (*e*) ; auſſi le Médecin eſt-il obligé de douter tous les jours, d'étudier, & d'apprendre à chaque inſtant à ſe méfier de ſes connoiſſances. C'eſt ainſi qu'il eſt obligé de revenir ſouvent ſur ſes pas, de faire des tentatives que la néceſſité rend inévitables, & de rendre conjectural un art, qui, malgré ſes difficultés, a ſes regles & ſes principes.

§. VII. Les cordiaux & analeptiques ont paru ſi néceſſaires & ſi utiles aux anciens, dans les maladies malignes, que ces remedes faiſoient ſouvent chez eux la majeure partie du traitement. Plus avancés qu'eux dans la connoiſſance de l'Art de guérir, nous faiſons moins d'uſage de ces moyens, nous ſavons même qu'ils ſont dangereux dans le progrès & pendant l'état de la maladie ; mais ils deviennent néceſſaires dans cet état des forces abbatues, où les organes affoiblis par la durée & les ſymptomes du mal, ne font plus de fonctions ; dans ces circonſtances où les ſucs recrémentitiels ſont notablement altérés, ou lorſque leur ſecrétion eſt interrompue ; dans cet état, enfin, où la digeſtion des vrais aliments eſt impoſſible ; c'eſt alors que les poudres toniques, quoique peu nutritives, ſont néceſſaires pour ſoutenir l'action des mouvements vitaux ; que l'eſtomac a beſoin d'un topique, capable de s'oppoſer à ſon inaction totale, & à ce déſordre qui intercepte l'action du principe de la vie, & qui tient de ſi près à la deſtruction de la machine. Les forces épigaſtriques exercent un empire preſque abſolu, ſur les fonctions de l'économie animale : une goutte de liqueur, la préſence d'un corps amer, âcre, ſtupéfiant, ſont capables de les amuſer pendant quelque temps, & de les empecher d'in-

---

(*e*) *Vix ullum enim fuerit adeò certum medicamentum, quod ſubindè ſpem Medici non fefellerit.* Hall. *Hiſt. ſtirp.* II, 86 ; *n. de ellebor.*

terrompre ces oſcillations , ces forces toniques &
ſimultanées , qui font le lien le plus principal du
cercle de nos fonctions & de la vie.

Lorſque ces maladies avoient duré plus de
quinze jours, que le malade avoit maigri conſidérablement ; lorſque la force du pouls avoit diminué,
& que le malade refuſoit de boire , ſans néanmoins
laiſſer appercevoir un mieux être ſenſible, n'ayant
eu aucune apparence de mouvement critique auparavant, nous permettions l'uſage de quelques
cordiaux. Les mieux indiqués & ceux qui nous ont
le mieux réuſſi , c'étoient les aliments légers &
acéteux ; les gelées de coins, de groſeilles, les griotes
ou ceriſes aigres confites, la panade acidulée avec
un peu de jus de citron , une décoction de corne
de cerf, dans un verre de laquelle on verſoit une
cuillerée de vin , le ſirop de limon, l'eau de fleurs
d'orange, la confection d'Hyacinthe , la thériaque,
le diaſcordium , ont été employés ſelon les indications, ſelon les circonſtances & le goût des malades.
Un analeptique aſſez dégoûtant , mais qui nous a
ſouvent ſervi pour les pauvres, c'eſt le vin rouge
dans du bouillon. J'ai obſervé ailleurs qu'il nous
avoit fallu beaucoup de précautions pour uſer de
vin dans cette maladie. Ce dernier moyen nous
a paru excellent pour empêcher l'impreſſion du vin
ſur les nerfs de l'eſtomac ; nous l'avons auſſi employé dans la même vue, mêlé avec les tiſanes
acidules ; mais les malades n'en pouvoient ſupporter qu'une très-petite doſe qui ne réparoit pas
leurs forces , comme lorſqu'il étoit mêlé dans le
bouillon.

Les crêmes farineuſes, faites avec le riz, l'orge,
le pain, &c., aromatiſées avec un peu d'eau de
cannelle, de gerofle, une goutte d'huile de muſcade,
ou même avec du vin dans lequel on avoit fait
infuſer quelqu'un de ces aromates, faiſoient le
reſtaurant le plus ſûr & le plus uſité. La viande n'a

pu être permife qu'avec des précautions : des perfonnes qui avoient mangé pendant plus de dix
jours, qui fupportoient très-bien les foupes farineufes, font retombées ou ont eu de légeres in-
digeftions pour avoir mangé un peu de bouilli ;
les fruits au contraire étoient très-convenables
dans prefque tous les cas.

C'étoit dans les moments de la premiere convalefcence que les malades éprouvoient les moiteurs
univerfelles qui annonçoient la fin de la maladie,
ou une légere expectoration fouvent précédée d'une
toux importune. Les diaphorétiques légers, tels
que la ferpentaire de Virginie à très-petite dofe,
la fleur de fureau, de coquelicoq, &c., ou une
goutte de firop de bourrache, de capillaire,
d'érifimum, de fleurs ou de feuilles de tuffilage
dans un verre de tifane appropriée, fecondoient
les efforts de la nature.

§. VIII. Les véficatoires, les rubéfians, les
irritants, n'ont pas été employés fréquemment.
1.° Nous fommes perfuadés que l'ufage de ces
remedes eft inconfidéré, & fouvent dangereux
au commencement des maladies. 2.° Dans une
maladie qui dirige conftamment fa marche vers une
partie quelconque, on craindroit de troubler par
ces remedes les mouvements de la nature. 3.° Lorfqu'il y a une fi grande âcreté dans les humeurs,
une diffolution dans le fang, des hémorragies, il
eft peut-être prudent de les employer avec ménagement (*f*). L'adminiftration de ces remedes exigeroit un traité plus étendu & plus praticien que
celui de Baglivi (*g*) ; ils font certainement d'un très-

(*f*) Huxham, *Effai fur les fiev.* 118. Grant. *Trait. des
fiev.* 218, 221, &c. craignent l'effet des véficatoires dans les
fievres putrides, & ils les emploient dans les maladies inflammatoires dans la vue de fondre le fang.

(*g*) *De ufu & abufu veficantium. Oper. p.* 583.

grand fecours , mais leur ufage n'a pas été jufqu'ici affez bien déterminé.

Lorfque pour avoir été appellé trop tard chez un malade , ou que par la violence de la maladie, l'in-conduite des malades, ou le défaut des évacuations, nous avons obfervé des tranfports , le délire , la phrénéfie , nous n'avons pas héfité à faire ufage des cantharides. Leur effet a été fouvent marqué , fur-tout fi les malades étoient pâles, avoient des chairs, & fi leur état n'étoit pas défefpéré. Si au contraire les malades étoient maigres, exténués par la diarrhée, avec la peau feche, &c., les véficatoires étoient fou-vent inutiles. J'ai eu occafion , foit par le défaut des mouches cantharides , foit parce que j'en crai-gnois les effets relativement à quelque vice des voies urinaires , ou à la difpofition gangreneufe du fang, d'employer la renoncule bulbeufe (*h*), écrafée & appliquée fur la peau pendant deux, trois ou quatre heures. Ce remede m'a réuffi fans autre inconvé-nient que celui d'opérer plutôt ou plus tard , felon que la faifon eft plus près ou plus éloignée du prin-temps, felon que le fol eft plus chaud , plus humide ou gras, ou enfin felon la fenfibilité & l'âge des fujets : fans ces inconvénients, je n'héfiterois même pas à préférer cette racine aux cantharides.

L'effet des véficatoires eft d'attirer les humeurs fur la partie où ils font appliqués ; mais indépen-damment de cet effet, qui eft le plus fenfible , ils en produifent un autre qui n'eft pas moins utile, & qui eft fouvent regardé comme miraculeux. Une emplâtre quelconque pince la peau, la préferve des impreffions du froid ou de l'air extérieur , entretient la partie dans une douce tranfpiration, fait croupir cette humeur fur la partie , l'humecte , excite la rougeur, la fortie de quelques puftules ,

(*h*) Linn. *Spec. plant.* 778. Hall. *Hift. ftirp. n.* 1174. *

fait élever des cloches, évacue la sérosité, le sang
& les autres humeurs. L'application la plus douce,
la plus tempérée & la plus insipide, un morceau
de flanelle sur une seule partie, tandis que le reste
du corps est couvert par un linge doux, sont capables d'opérer des changements inexplicables sur un
corps vivant. Il semble que ces remedes operent,
parce qu'ils changent l'uniformité de la peau,
parce qu'ils interrompent l'uniformité des sensations, & que les nerfs différemment affectés dans
cette partie, changent l'ordre de leurs mouvements, & la convergence de ces irritations dou-
loureuses, qui se portoient auparavant sur une autre
partie.

Si un remede si foible peut occasionner des
changements si avantageux sur un corps malade,
il n'est pas douteux que la plus légere cause peut
occasionner ces douleurs vagues, spasmodiques,
nerveuses, sans matiere, qui tourmentent les
malades, & embarrassent souvent les Médecins;
delà l'explication la plus naturelle de ces maux
de nerfs cruels, de ces humeurs vagues & de ces
douleurs errantes çà & là, que Bordeu a prétendu
expliquer par l'action du tissu cellulaire. (*i*)

Il faut donc d'abord dans l'usage des vésicatoires considérer cet effet, qui a toujours lieu
avant & indépendamment de l'évacuation d'une
humeur quelconque. Il ne faut pas oublier cependant que les corps peuvent à la longue s'habituer
à l'un & à l'autre effet. S'il n'y a chez les malades
que sensibilité & peu d'humeurs, l'usage d'une
application extérieure peut être permis; mais il
faut alors que cette application soit moins irritante en raison de cette trop grande sensibilité.
Chez les personnes au contraire où il y a moins de

(*i*) Recherches sur le tissu muqueux. *Paris*, *in-12.* 1767.
chez Didot.

délicateffe, plus d'humeurs à évacuer, il faut irriter davantage pour en faciliter l'écoulement ; l'irritabilité étant alors en raifon inverfe de ces mêmes humeurs, il s'enfuit que l'on devra la calmer au lieu de l'augmenter en certains cas. Mais fi une petite partie de la furface de la peau arrêtée & fixée par une application quelconque, attire à elle, ou fait ceffer les crifpations, les douleurs qui fe portoient ailleurs, il s'enfuivra que ce topique deviendra un excellent antifpafmodique en plufieurs cas.

Les topiques, les applications de toute efpece, les finapifmes, les rubéfiants, épifpaftiques, &c. les ventoufes feches & fcarifiées, les fetons, les cauteres, les faignées locales, les frictions, les bains partiels & même univerfels, les immerfions de certaines parties dans l'eau ou dans un milieu quelconque de denfité différente, produifent à peu près les mêmes effets.

Le peuple qui ne prononce en faveur des remedes que d'après l'expérience, eft en ufage d'employer des applications extérieures dans beaucoup de maladies. Un peu de blanc d'œuf avec une pincée de farine, appliqué fur le fommet de la tête d'un enfant nouveau né, calme des convulfions auxquelles ces enfants font fujets Dans ce pays, le peuple eft encore en ufage d'appliquer des pigeons, des poulets, des chats ouverts tout en vie fur la poitrine, fur le côté, fur la tête, ou aux pieds de ceux qui fouffrent des douleurs pleurétiques, phrénétiques, rhumatifmales dans ces parties. Une peau de mouton fraîchement tué, appliquée fur les parties contufes, engorgées par les humeurs, fur les œdèmes, a fouvent réuffi. Les limaces écrafées, appliquées fous la plante des pieds, guériffent quelquefois la cachexie & l'anafarque dès fon commencement. Riviere fit une femblable application chez un malade attaqué de fievre maligne, lequel ne vouloit

prendre

prendre aucun remede , & réuffit par-là à lui procurer une fueur favorable (*i*). Profper-Alpin ayant
appris des Médecins Egyptiens à guérir beaucoup
de maladies par les ventoufes profondément fcarifiées , employa cette méthode en Italie à fon retour
avec fuccès (*k*). Ce remede, à l'aide d'un feul purgatif, guérit un enfant de dix ans attaqué d'une
fievre tierce ; une femme qui avoit un hépatitis ,
une autre qui avoit une fievre aiguë, &c. La lifte
des remedes fpécifiques feroit trop longue , s'il
falloit recueillir le nom de tous ceux qui ont guéri
des maladies ; ces collections font dignes des char-
latans, des gens à fecrets ; mais un Médecin doit
s'étudier à en connoître les effets , & à déterminer
les moments favorables où il convient de les placer.

Nous avons dit ailleurs que des légeres fcarifications à la langue guériffoient les bêtes à corne
d'une maladie mortelle qui leur fait légérement
enfler cette partie. Nous fommes témoins tous les
jours des bons effets d'un petit nombre de remedes
que les gens de nos campagnes adminiftrent in-
différemment à toutes les maladies de ces animaux.
Des faignées légeres à la queue, un feton avec
la racine d'ellebore (*l*) au fanon, un fachet plein
d'avoine bouillie dans le vin rouge , & appliquée
brûlante fur le dos, quelques incifions qui ne font
que des fcarifications pour ces animaux ; voilà des
remedes qui operent des effets auffi fûrs, auffi

____

(*i*) Obferv. communicat. viij. Le même auteur , cent. I.
46 , ne craignoit pas d'appliquer fucceffivement cinq véficatoires fur le même malade.
(*k*) *Medicin. Ægypt.* cap. IV , p. 81.
(*l*) *Elleborafter maximus* , Lobel. icon. 679. Blakv. tab.
57. Hall. hift. ftirp. n. 1193. Quelques perfonnes préférent
l'ellébore verd, *elleborus viridis.* Linn. Spec. 784 Hall. n.
1192 ; mais cette efpece eft plus rare , il faut la cultiver ,
au lieu que l'autre fe trouve par-tout. D'ailleurs la chofe
eft indifférente , elles font également bonnes l'une & l'autre ;
mais l'éllebore puant eft plus violent ; il ne faut pas l'employer intérieurement.

G

fenfibles & auffi falutaires, que ceux de la thériaque, de l'huile de cade, du vin poivré, & autres
remedes internes, font obfcurs & fouvent nuifibles.

La maniere dont on guérit les avives (*m*) des
chevaux, & autres bêtes de fomme, & celles des
cochons dans ce pays-ci, n'eft pas moins inté-
reffante. On fe contente d'incifer la peau pour
ouvrir une glande qui fe trouve entre les maxil-
laires & les veines jugulaires ; on irrite avec la
lance des flammettes cette plaie nouvellement faite ;
on introduit un peu de graiffe pour entretenir la
plaie ouverte, & un grain de fel pour l'irriter.
Ce traitement eft auffi fûr qu'il eft aifé à pratiquer,
& il eft rare que l'animal en meure, s'il eft adminiftré de bonne heure, & avant que le mal ait
fait beaucoup de progrès.

Les moutons font fujets dans ce pays à une
maladie aiguë, qui accélere fortement la refpiration & le pouls, fait battre les flancs, &c. ; & l'on
voit chez eux l'image d'une jeune perfonne attaquée d'une fimple mais vive inflammation de
poitrine. Cette maladie regne au printemps, &
plufieûrs en deviennent pulmoniques, & meurent
de féchereffe. L'on coupe le bout des oreilles, ce
qui fait une faignée de deux ou trois onces qui
foulage l'animal ; enfuite on leur lie fortement la
queue auffi près du corps qu'il eft poffible, & on
la laiffe ainfi douze ou quinze heures à proportion
de la violence du mal ; fi la refpiration eft moins
précipitée, & que l'animal ait l'air étonné & beaucoup de chaleur, on dit qu'il a le *felage*, c'eft-
à-dire un amas de fiel ou de bile, maladie fouvent
mortelle, & qui ordinairement eft une inflammation du foie ; alors on fait peu ou point de faignée,
mais on attache & on ferre promptement la queue,

(*m*) Maladie qui fe connoit par l'enflure & l'engorge-
ment des glandes du cou & des parties voifines.

comme on l'a dit ci-deſſus. Le lendemain, ou dix, douze, ou quinze heures après, la queue eſt plus ou moins enflée en deſſous de la ligature, en raiſon de la force de la preſſion & de la violence de la maladie. On ſcarifie cette partie, il en ſort une ſéroſité claire ou rougeâtre dans le premier cas; jaune, verdâtre ou brune dans le ſecond : il eſt bien rare que l'animal périſſe ſi le remede a opéré cet amas de ſéroſités; pluſieurs prétendent que la ſaignée eſt contraire dans le dernier cas; ce qui peut être vrai quelquefois, mais non pas toujours.

Je regarde ces différents remedes comme des irritants, capables de faire une diverſion avantageuſe aux oſcillations nerveuſes, aux forces vitales, &c., d'agir à cet effet comme des antiſpaſmodiques excellents, & d'opérer une réſolution avantageuſe ſur la partie malade, en attirant au dehors le courant des humeurs qui ſuit ordinairement l'irritation douloureuſe des parties.

La médecine chez les Egyptiens, du temps de Proſper Alpin, ſe bornoit à un petit nombre de grands remedes; elle ſe rapprochoit par-là de celle de nos Vétérinaires & de celle des anciens : la nôtre, en ſe perfectionnant, eſt devenue plus étudiée, plus bénigne, plus recherchée, plus compliquée, & ſouvent moins utile.

Nous avons dit plus haut que les frictions, les bains & même les ſaignées, ſe rapprochoient en quelque ſorte des véſicatoires par leurs effets. Ne perdons pas de vue le double effet d'irritation & d'évacuation de ces remedes, & nous verrons que pluſieurs moyens uſités dans l'art de guérir, quoique différents en apparence, n'en ont pas d'autres. Les frictions irritent plus & évacuent moins; les bains froids irritent beaucoup & évacuent peu; les bains chauds évacuent peut-être plus qu'ils n'irritent; les bains tiedes ſemblent d'abord n'opérer ni l'un ni l'autre de ces effets, mais il faut les en-

vifager ainfi que les autres relativement au relâchement de la peau, à l'effet qu'ils produiront à
l'avenir, au degré de chaleur dans lequel nous
vivons, & par rapport à l'état de nos folides. La
faignée irrite peu & évacue beaucoup : fi cependant
elle eft très-médiocre, ou fouvent réitérée fur la
même partie, ou fur une partie voifine, elle
devient irritante par l'effet de la piquure, de la
ligature, de l'impreffion qu'elle produit fur le
fyftême vafculeux, & elle fe rapproche beaucoup
alors de l'effet des ventoufes, des fangfues, des
fcarifications, &c.

En réfumant quelques idées éparfes dans ce
chapitre, obfervons que la médecine pourroit être
fimplifiée ; 1.º Relativement à l'origine de la bile,
aux effets de cette humeur dans nos corps, & aux
moyens de l'évacuer ; 2.º En préfentant l'effet des
véficatoires, & autres remedes irritants, &c.,
fous leur vrai point de vue ; 3.º Que d'après ces
idées plus fimples, on trouveroit le moyen de
rendre raifon du fuccès de certaines méthodes
oppofées, & en apparence inconciliables ; 4.º Que
c'eft fur-tout dans les traitements des fievres malignes que les Médecins ont été peu méthodiques,
employant tantôt un traitement & tantôt un autre,
& que nos obfervations prouvent que l'une & l'autre
méthodes peuvent guérir par leur effet fur les parties
fenfibles, fur le principe de la vie.

Si je fuis entré dans quelques difcuffions théori-
ques à ce fujet ; c'eft bien malgré moi, car je n'ai
jamais prétendu rendre raifon des caufes, mais
feulement tâché d'obferver les effets, & de les
expofer tels qu'ils fe font préfentés dans le cours
de mes obfervations.

CHAPITRE VIII.

Des Crises.

LA crise est regardée comme le terme ou l'excrétion de toute maladie (*a*) ; on la définit un mouvement des forces vitales, un effort de la nature suivi de quelque évacuation qui termine la maladie. La crise se présente sous plusieurs faces ; tous les couloirs de notre corps, les dépôts même sont réputés critiques ; de sorte que toute évacuation sensible ou insensible qui termine la maladie, ou qui soulage considérablement le malade, est regardée comme une crise. Il dépend des Médecins de donner le nom de crise à ces évacuations tranquilles, ou peu marquées, peu ou point différentes des excrétions naturelles. Nous sommes portés à ne regarder comme telles que les évacuations ou autres mouvements sensibles, suivis d'un changement considérable en mieux. (*b*)

Nous n'avons observé aucune crise marquée chez nos malades attaqués des fievres malignes de cette constitution. Leur terminaison s'annonçoit par la douceur de la peau, l'état naturel du pouls,

---

(*a*) M. Leroy, traité des pronostics, pag. 91 & suiv. M. Pringle, mal. des armées, I. 220, ont déjà rejetté les jours critiques. Je conviens avec eux d'avoir observé des crises salutaires aux jours pairs, & des crises mauvaises, la mort même, les jours impairs. S'il est arrivé à la plupart des Médecins d'observer le contraire, n'ont-ils pas vu, comme nous, plusieurs cas exceptés ? Il en est peu de vraiment instruits qui puissent le nier.

(*b*) *Omnes crises cum manifesta evacuatione fiunt, vel cum abscessu* Hipp Progn. ex Dod. prax. P. H. C. 1. *Corpulenta reddatur dejectio, morbo eunte, in judicationem oportet.* Hipp. prædict. apud Galen, n. xvj.

des urines, des déjećtions, & par un fommeil tranquille. Quelques malades avoient des moiteurs marquées, d'autres des crachats bien conditionnés, mais tenaces ; le plus grand nombre guériſſoient d'une maniere infenſible, & paſſoient de l'état de maladie à l'état de convaleſcence par des nuances imperceptibles. (*c*)

Pluſieurs Médecins, perſuadés qu'aucune maladie ne peut guérir ſans criſe, regarderont comme telles ces ſueurs ou ces moiteurs ſalutaires, que nous avons dit avoir obſervé chez le plus grand nombre de nos malades ſur la fin de leur maladie. Ils iront plus loin encore, ils croiront que la criſe ne m'a pas été ſenſible lorſque je n'en ai pas obſervé, ou qu'étant peu marquée je n'ai pas ſu la voir. Je conviens de tout, pourvu qu'on s'entende ; mais je me mets peu en peine de ſavoir comment la nature opere, lorſque ſes mouvements ſont pour nous imperceptibles.

De ce que nous avons obſervé quelques ſueurs, comme paroiſſant ſur la fin de la maladie, il ne s'enſuit pas que cette évacuation ait été regardée comme avantageuſe dans l'état ni au commencement. Huxam (*d*) & Grant (*e*) les ont regardées comme toujours néceſſaires pour la guériſon des fievres qu'ils ont décrit ; mais je puis aſſurer les avoir obſervé le plus ſouvent ſymptomatiques, puiſque la plupart du temps elles étoient partielles, & ne contribuoient nullement au ſoulagement du malade.

_____

(*c*) Les fievres putrides & peſtilentielles n'ont ni coćtion ni criſes Grant traité des fievres, III 207. *Ex hiſce epidemicis febribus, tam mixtis quàm ſimplicibus, nulla criſis perfećta apparuit unquam.* Bianch. Hiſt. Hepat. 747. Home parlant d'une fievre épidémique qui regna parmi les troupes angloiſes, dans la Flandre, en 1742, obſerve que cette maladie duroit ſouvent cinq à ſix ſemaines, & qu'elle n'avoit nulle criſe ſenſible. *Princip. de Med.* 447.

(*d*) Eſſ. ſur les fievr. 143.

(*e*) Traité des fievr. III. 196 & 237.

Les hémorragies & les crachements de fang, n'étoient pas plus décififs que les fueurs dans cette maladie (*f*) ; en général ces fymptomes étoient d'autant moins dangereux, qu'ils paroiſſoient plutôt, ils étoient l'effet de la fievre dans le premier cas ; au lieu qu'ils dépendoient de la diſſolution du fang dans le fecond.

Les urines dépofoient fouvent pendant le premier feptenaire de la maladie : fi la fievre étoit modérée, le nuage étoit petit, & touchoit rarement le fond du vafe ; fi elle étoit plus forte, le nuage étoit briqueté, & il y avoit un peu de fédiment blanc ou de même couleur ; fi la fievre étoit violente, le fujet robufte, bilieux, &c., les urines étoient rouges d'abord, devenoient troubles & *jumenteufes* (*g*) par le refroidiſſement : dans le progrès de la maladie, ces urines devenoient claires, comme nous l'avons dit ailleurs, inconftantes, & ne changeoient que fur la fin.

Nous n'avons obfervé que deux fois le pouls vraiment critique & dilaté dans cette fievre ; on ne pouvoit donc pas plus s'en rapporter au pouls qu'aux fignes tirés des autres parties ; le pouls intermittent accompagnoit la diarrhée, & s'obfervoit chez les fujets dont la maladie a été très-longue.

Lorfque les felles prenoient de la confiftance, elles s'éloignoient infenfiblement, & la maladie approchoit de fa fin. Il n'eft pas rare d'avoir obfervé des glaires, des mucofités, des raclures d'inteftins ; mais ces matieres n'étoient dangereufes qu'autant qu'elles étoient accompagnées de fymptomes graves ; fouvent elles annonçoient la convalefcence.

Les crachats dont nous avons déjà parlé, n'étoient

(*f*) Il en eft des hémorragies comme des faignements du nez ; il n'eft aucun figne certain qui indique fi elles font falutaires ou fymptomatiques. *Bord. Rech. chron.* p. 142.

(*g*) Ainfi nommées, à caufe de leur couleur trouble & femblable à celles des chevaux.

ni abondants, ni conſtants chez tous les malades ;
de ſorte qu'ils guériſſoient lorſque le ſang étoit
ſuffiſamment purgé & diminué par la fievre & par
la diarrhée colliquative, que l'une & l'autre ceſſant,
les ſecrétions reprenoient leur cours & leur con-
ſiſtence : quelquefois avant qu'il ſe fît aucune ſecrétion de ſalive & de mucoſité dans la bouche, les
malades éprouvoient des crachotements de ſang,
qui ne venoient que du palais, ou des autres parties
de l'arriere-bouche : ces crachats étoient alors plus
allarmants que dangereux; cependant ils exigeoient
quelques acidules & la diete végétale.

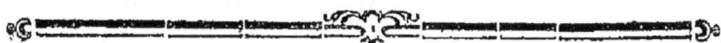

CHAPITRE IX.

Remedes préſervatifs.

LES anciens ont fait des recueils & des liſtes
très-longues contenant les remedes prophilactiques
ou préſervatifs des maladies dangereuſes. Il en eſt
un petit nombre qui méritent d'être rapportés ; il
ſeroit bien à ſouhaiter que les Médecins puſſent
découvrir un remede au moyen duquel ils pourroient affronter tous les périls, & ſe livrer ſans
réſerve & ſans crainte au ſalut de leurs ſemblables.
Mais il n'eſt que trop vrai qu'ils partagent ſouvent
en pure perte les ravages du fleau qu'ils cherchent
à détruire (h) ; il n'eſt que trop vrai encore que
la crainte s'empare ſouvent de leur eſprit, & qu'il
en réſulte ce triple malheur d'être par-là moins
en état de ſe prêter au ſecours des malades, de
ſe diſpoſer à contracter plutôt la maladie, &
d'augmenter la terreur du peuple, de le diſpoſer même à renoncer aux ſecours de la médecine. Nous ne

(h) *Medicus . . . . ex aliorum calamitatibus, proprias
ſibi dimetit moleſtias.* Hipp. de Flat. Ld. Hall. III. 434.

connoiſſons aucun remede pour guérir la préven-
tion ; s'il en exiſte, ils ſont pour des gens plus
crédules & moins inſtruits ; chaque Médecin doit
être ſon juge à cet égard, mais il auroit tort de
reculer, de refuſer ſon miniſtere & ſes ſecours à
l'humanité, après s'être obligé ſur la foi d'un ſer-
ment ſolemnel, de vouer ſes jours, ſes talents &
ſa vie pour la ſanté des hommes. Ce que nous
pouvons dire de plus vrai & de plus conſolant
pour les gens deſtinés au ſervice des malades,
c'eſt qu'ils ſont d'autant moins diſpoſés à contracter
leurs maladies, qu'il ſont plus habitués à vivre
parmi eux. C'eſt une vérité connue de tout le
monde ; le corps humain, par une propriété qui
lui eſt particuliere, s'habitue au bien & au mal,
& ſait convertir l'un & l'autre avec le temps en une
parfaite indifférence. C'eſt ainſi qu'élevés parmi
les malades dans les Hôpitaux, nous apprenons à
les ſervir, à compatir à leurs ſouffrances ſans nous
ébranler, & que nos corps habitués au contact des
miaſmes morbifiques, à la tranſpiration des corps
malades, à l'exhalaiſon des plaies les plus infectes,
ne ſe reſſentent plus de leur impreſſion. La Provi-
dence a ſi bien ordonné les choſes, que les hommes
peuvent profiter des malheurs de leurs ſemblables,
même des reſtes de la mort, pour s'inſtruire &
ſe rendre utiles, s'ils ont ſoin de s'habituer peu à peu
à ce pénible exercice. Il leur falloit un moyen pour
ſe garantir eux-mêmes ; ils l'ont trouvé tout naturellement ; ils n'ont qu'à vivre pendant un certain temps dans un Hôpital, & ils ſeront à l'abri
de la plupart des maladies à l'avenir.

La pratique d'un Médecin exercé, eſt pour lui
un hôpital ambulant ; ſon corps, ſes humeurs
peuvent, comme ſes nerfs, s'habituer peu à peu
à recevoir impunément les impreſſions de l'exhalaiſon des malades ſans en être altérés ; ſes yeux
& ſon odorat affectés par des objets diſgracieux,

& par des odeurs rebutantes dans les premiers temps, n'éprouvent plus dans la ſuite les mêmes ſenſations ; auſſi vit-il tranquille dans un état qui paroît ſi rebutant pour les autres. Il faut détourner les yeux du malheur d'autrui lorſqu'on ne veut pas en faire le ſien, diſoit un celebre Médecin (*i*), c'eſt-à-dire qu'il ne faut pas s'alarmer ; il faut jouir d'une bonne ſanté, & de la perfection de ſes fonctions, c'eſt-là le meilleur préſervatif (*k*).

C'eſt d'après ce double moyen, l'habitude du corps & la tranquillité d'eſprit, que les gardes-malades mangent, vivent & couchent parmi les malades, même parmi les peſtiferés, ſans contracter de maladie (*l*). Ce ſont ces mêmes moyens que je crois devoir propoſer à ceux de mes confreres qui pourroient ſe faire une peine de remplir ce devoir le plus ſacré de leur état, celui de voir les maladies populaires. Ceux qui par état, comme les Juges, les Curés, les Notaires, & autres perſonnes publiques, pourroient craindre en exerçant leurs devoirs & leurs charges, trouveront ici le meilleur préſervatif dans l'exercice fréquent de leurs fonctions. Il n'en eſt pas de même du peuple, on ne doit pas l'obliger à voir les malades : peu attentif aux moyens de ſe préſerver, trop ſuſceptible au contraire de ſe laiſſer prévenir & de s'épouvanter, il faut plutôt lui défendre de ſe trop communiquer : il faut néanmoins le ménager encore à cet égard ; il n'aime jamais à être bruſqué, & il s'effarouche ou s'épouvante facilement. Je laiſſe à MM. les Magiſtrats les autres précautions à prendre en pareil cas ; je me contente ici des moyens que j'ai employés, & que je crois devoir employer comme préſervatifs pour les maladies épidémiques & contagieuſes.

(*i*) Lorry, traité des aliments. II. 355.
(*k*) *Ibid.* pag. 353.
(*l*) Grant, traité des fievr. III. 22.

Les remedes préfervatifs qui font à la portée du peuple & au pouvoir du Médecin, font de deux claffes ; les uns font généraux & les autres particuliers : les premiers font employés utilement en tout temps ; mais les derniers regardent plus particuliérement le temps de l'épidémie.

Dans la premiere claffe que nous pourrions appeller préfervatifs éloignés, il faut comprendre les moyens de corriger le mauvais air d'un pays, ou fa difpofition à occafionner des maladies. Les caufes de l'air ne font pas en notre pouvoir ; mais nous avons bien des moyens pour modérer fes effets, lorfque nous favons en profiter. La maniere de conftruire les habitations influe beaucoup auffi fur les maladies épidémiques ; & l'exercice, les travaux, les aliments, les boiffons, &c. ; tout concourt plus ou moins à favorifer, ou à retarder le progrès de ces maladies.

Le Valgaudemar étant une vallée étroite, profonde, ombragée, où un air épais & humide croupit prefque toute l'année par le défaut des vents, il faut d'abord chercher des moyens pour rendre les habitations plus feches & plus aérées. On ne fauroit mieux remplir cette double vue, qu'en fubftituant des planchers au pavé qui forme l'aire des maifons ; élevant ces planchers au-deffus du fol extérieur, donnant aux planchers fupérieurs au moins huit à neuf pieds de hauteur, faifant agrandir les fenêtres, & abattre les arcs qui les bornent, en les mettant à couvert, évitant la communication des écuries ; il faudroit auffi éloigner des murs les groffes fources d'eau, les foffés, les aqueducs ; entretenir du feu pendant l'hiver, & confeiller aux habitants de travailler au moins une heure ou deux tous les jours, ou de deux jours l'un, dans cette faifon. Il faudroit auffi que les maifons les plus baffes, les plus humides, ou qui n'ont pas de foleil pendant deux ou trois mois de l'hiver,

euffent une petite fenêtre oppofée à la grande ,. &
qu'on ouvriroit quelquefois dans un temps fec , &
lorfque la rigueur du froid le permettroit. A l'égard
des aliments , il faudroit recommander un régime
un peu deffechant à ceux dont les facultés font
aifées , quelques aromates , des épiceries , un peu
de vin , mais fans abus ; du pain bien cuit : il faudroit avoir foin auffi d'élever les lits , & de ne
jamais coucher dans les écuries (*m*).

Dans le Champfaur , comme le pays eft naturellement fec & aéré , on auroit peu de ces
moyens généraux à mettre en ufage pour fe pré-
ferver des maladies épidémiques. La propreté ,
l'éloignement des fumiers qu'on entaffe fouvent
devant les portes ou les fenêtres, les maifons un
peu plus aérées , l'exercice en hiver , ayant foin
d'éviter ces paffages fubits du chaud au froid ,
du travail au repos, feroient des précautions faciles ,
dont on reffentiroit bientôt l'utilité. Par ce moyen ,
on empêcheroit le développement de ce caractere
de malignité , fi fréquent dans les maladies du
peuple. Dans le Valgaudemar , on verroit non-
feulement les épidémies plus bénignes , mais encore
les maladies endémiques moins fréquentes , & peut-
être parviendroit-on un jour à les éteindre entiérement. Le goître défigure la moitié du fexe dans
cette vallée ; cette maladie fe perpétue enfuite
fouvent chez les générations futures ; elle fe com-
plique avec différents vices chez les différents

(*m*) M. Charmeil , dont nous avons déjà parlé , a obfervé que le mauvais ufage dans lequel font les gens du
Queyras , de coucher dans les écuries , les rend quelquefois
fujets aux œdématies . aux coups de fang , & même à un
délire chronique, qui dégenere fouvent en démence. Cet
habile Chirurgien m'a ajouté qu'il ne pouvoit foupçonner
d'autre caufe de certaines folies affez ordinaires dans ces
vallées. L'air humide des écuries peut agir de maniere à
empêcher la tranfpiration ; & une difpofition particuliere
du pays, porter les humeurs à la tête pour occafionner cette
maladie.

tempéraments ; delà les races maladives, contrefaites, & la dépravation de l'espece (*n*).

A l'égard des préservatifs particuliers, dans le temps d'une épidémie regnante, ils regardent ou les aliments, ou les remedes. L'exercice, les travaux, & les autres occupations, doivent être modérés : tout excès est dangereux dans ce temps-là. Il ne faut pas non plus négliger la propreté, le renouvellement de l'air dans les appartements, ni les autres secours dont nous avons parlé à l'article précédent. MM. les Curés, qui sont les gardiens du peuple, doivent redoubler leurs attentions à cet égard ; souvent le Médecin n'est appellé que lorsque la maladie a déjà fait certains progrès : c'est donc à ces Pasteurs zélés que sont réservés les premiers avis ; le plus grand nombre est assez instruit pour en sentir l'utilité, & en diriger l'application. Il est inutile d'insister ici sur le danger où s'expose le peuple assemblé à l'Eglise ou autrement, dans le temps d'une épidémie regnante. C'est donc le cas d'abréger les cérémonies religieuses, de renvoyer celles qui exigent des exercices pénibles, telles que les processions, les missions, les vogues, crainte de propager le germe de la maladie, & la rendre plus meurtriere, plus contagieuse, sur-tout dans le temps des chaleurs. Des Curés pieux & trop peu instruits sur le physique du corps, ont cru devoir ordonner le jeûne dans ces temps de calamité : je puis assurer, à moins que Dieu, par une grace spéciale en faveur de cette abstinence, ne daigne préserver de maladie ceux qui l'observent, que le jeûne en lui-même

---

(*n*) Il faut lire à ce sujet l'excellent traité d'Hippocrate, *de aere aq. & locis*, que M. de Haller a placé à la tête des œuvres du pere de la Médecine c'est un chef d'œuvre & un modele parfait pour faire naître des idées en ce genre.

eft très-dangereux dans un temps d'épidémie (*o*). Notre corps eft comme une éponge, perméable à tous les fluides fubtils, & à tous les corpufcules qui flotent dans l'athmofphere qui l'environne ; mais avec cette différence qu'il exhale plus ou tranfpire en raifon de la plénitude de fes vaiffeaux. Si au contraire notre corps eft vuide, les vaiffeaux s'en reffentent, & les pores de notre peau peuvent alors abforber beaucoup plus de l'athmofphere, qu'ils ne tranfpirent au dehors : de forte que dans l'état de plénitude, nous donnons à l'air ambiant ce qu'il nous rend lorfque nous faifons abftinence. La tranfpiration pulmonaire eft à peu près foumife aux mêmes loix ; il nous importe donc beaucoup d'être toujours en état de tranfpirer plutôt que dans la néceffité de pomper, d'abforber les fluides qui nous environnent, puifqu'il eft prouvé que l'air eft un véhicule ou un moyen plus que fuffifant pour nous tranfmettre les maladies les plus dangereufes.

Les fecours diététiques & médicinaux doivent feconder les moyens gymnaftiques que nous avons propofés ; quoiqu'ils puiffent être moins généraux, relativement au genre de fievre ou épidémie regnante ; que les fecours dont nous venons de parler, il en eft cependant quelques-uns dont on peut faire un ufage affez étendu.

Les alimens doivent être plutôt tirés des végétaux que des animaux : il ne faut cependant pas profcrire entiérement la viande aux perfonnes qui y font habituées ; mais leur recommander de la prendre fraîche, jeune ; d'éviter les ragoûts, le gibier, & toutes fortes de volailles, excepté le poulet ; il faut auffi qu'ils aient attention de manger plus de pain qu'à l'ordinaire, & de manger alternativement un

---

(*o*). Le jeûne doit être abfolument profcrit du régime en temps de pefte. Lorry, traité des alim. II. 355.

peu de maigre, des herbes tendres, des racines, ou du fruit (*p*) ; ceux pour qui le régime au maigre est indifférent, feront très-bien de le préférer : ici, les aliments les plus convenables sont ceux qui se digerent le plus facilement, les végétaux frais, les fruits acidules, les fruits cuits, les gelées, conserves, &c. : il faut cependant proportionner ces aliments aux usages & aux tempéraments.

Le vinaigre parmi les remedes préservatifs, occupe le premier rang ; on peut en mêler dans les boissons, dans les aliments, en flairer continuellement, le répandre dans les appartements, ou l'évaporer dans des bouteilles exposées sur un rechaud, ou en le versant sur une brique, une pierre, ou une pêle chaufées au feu. Je ne m'arrêterai pas ici à rapporter les éloges que les Médecins ont fait du vinaigre, comme préservatif de plusieurs maladies ; il suffit d'observer que ses bons effets ont justifié le grand usage qu'on en fait depuis des temps immémorés, & qu'il fait la base des liqueurs de senteur, ou des compositions prophylactiques les plus estimées (*q*). Le vinaigre est une liqueur acide volatile, très-propre à corriger les qualités sceptiques de l'air, à répandre un parfum agréable, & à exciter les forces vitales, en irritant, en stimulant la bouche ou l'estomac. On l'a employé contre les effets des poisons les plus terribles,

---

(*p*) Comme j'écris dans un pays (le Dauphiné) où les fruits sont généralement sains, je me crois dispensé d'entrer dans le détail des exceptions de ceux qui sont nuisibles relativement au climat, ou qui ne sont pas usités comme aliments.

(*q*) *Præservationis causâ oximelite meo utor, alterutro vel mixtis, nec puto efficacius quidquam reperiri posse.* Gesn. epist. p. 76. a. Les formules de ces compositions se trouvent à la fin du même ouvrage, dans son livre des Aconito p. 21. C'est un composé d'aromates amers, de racines purgatives, de feuilles d'ellebore blanc & noir, infusées, ensuite bouillies & évaporées dans le vinaigre, & le résidu est édulcoré avec le miel, le sucre, & aromatisé avec les épiceries.

contre l'opium, la belladonna, &c. (r) ; il remplit
tout-à-la-fois plusieurs indications , & il est peu de
personnes auxquelles il soit nuisible.

Les autres liqueurs antiputrides, comme le vin,
l'eau-de-vie, l'esprit de vin, le cidre, la biere,
le tafia, &c., peuvent être employés, mais avec
moins de succès que le vinaigre. On peut brûler
aussi des aromates, de la lavande, du genievre,
de l'encens, &c., pour parfumer l'air, & chasser
ou corriger les miasmes putrides, par l'évaporation
de ces aromates qui sont tous antiseptiques.

Une précaution salutaire en temps d'épidémie,
& qui mérite d'autant plus notre attention, que le
peuple est dans ce pays, par un préjugé ou par une
erreur grossiere, dans un usage contraire, c'est de
changer souvent les lits des malades, pour éviter
de le laisser croupir dans l'infection & la mauvaise
odeur ; séjour aussi triste pour lui que dangereux
pour ceux qui l'approchent : l'on craint mal-à-
propos le linge blanc de lessive ; mais lorsqu'il est
bien sec, il ne peut produire aucun mauvais effet.

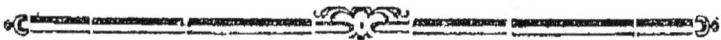

CHAPITRE X.

OBSERVATIONS CHOISIES, *fervant de modele à toutes les variétés principales de l'épidémie.*

LES Médecins paroissent tous fort savants &
fort méthodiques dans leurs écrits, mais les observations fidellement rapportées font le creuset
d'épreuve de leur capacité. Ailleurs, l'imagination

(r) Obferv. fur la peste de Marseille. *Ed. in-12. p.* 8.

fait

fait souvent le principal mérite de celui qui, au moyen de certains apperçus, fait la faire jouer, pour présenter ce qu'il dit & ce qu'il veut persuader, sous le point de vue le plus frappant : les tropes, les figures, le beau, le merveilleux, n'y sont pas oubliés ; mais ici ces lieux communs ne servent qu'à déparer les observations : c'est un tableau fidele qui ne souffre que très-peu de coloris, les traits de la vraisemblance, cette série nuancée, cette gradation de faits qui ne se ressemblent pas, & qu'il ne faut pas chercher à vouloir expliquer, mais les présenter tels que la nature les produit, en sont les seuls ornements. Si j'écrivois dans l'espoir de me faire un nom, j'aurois évité de lever ici le masque qui laisse voir à nud la marche que j'ai suivie, mais qui peut-être ne me justifiera pas toujours. J'écris pour les Médecins, pour des gens instruits, capables de me juger ; ils trouveront peut-être de la pusillanimité, de la naïveté, des détails minutieux dans mes observations ; mais je les prie de remarquer que mon travail regarde un pays presque inconnu & presque inaccessible aux sciences. Il est peu d'observateurs qui puissent imiter Hippocrate dans sa précision ; il possédoit supérieurement l'art de généraliser les faits, d'esquisser les grands tableaux par des coups de crayon qui, quoique peu suivis, décelent les grands maîtres. Je sens combien je suis éloigné de cette énergie & de cette force qui le caractérisent, mais je me propose de me rapprocher de lui par la franchise & la candeur qui lui sont propres.

J'ai suivi dans ces observations l'ordre dans lequel elles se sont présentées. Je ne donne que très-peu d'explications des faits observés ; je me contente de quelques-uns qui ne se trouvent pas dans le corps de cet ouvrage.

H

I.re *Observation. 18 septembre.* Champsaur.

Une femme, âgée de quarante-quatre ans, pâle, bilieuse, d'un caractere fort vif, ayant été réglée abondamment, & eu quelques pertes qui avoient cessé depuis un an, eut des frissons assez marqués, précédés de dégoûts & de nausées durant quelques jours.

Le 2, chaleurs ardentes dans les entrailles, douleur à l'orifice supérieur de l'estomac & à la tête, sécheresse à la langue. Tisane nitrée, avec la casse & les tamarins.

Le 3, pouls vif, fréquent (à 90 pulsations), dur. Même régime.

Le 4, quelques sueurs précordiales, beaucoup de fatigue, d'anxiétés, deux petites selles bilieuses. Tisane de pruneaux, sans autre remede jusqu'au 8.

Le 8, pouls très-vîte (110 à 120), la malade commença à rêver & à cracher du sang, les forces très-abattues, la couleur & les traits du visage se soutenoient.

Le 9, 10, 12, 13, crachats mêlés de sang. Tisane pectorale avec la réglisse, la bourrache, édulcorée avec le sirop de capillaire. Une diarrhée peu abondante survint le 9, & dura jusqu'au 15.

Le 16, moins de chaleur, moins d'acreté à la peau, cerveau un peu plus libre, moins de diarrhée; les urines furent moins rouges, ne déposerent pas, & furent troubles pendant plusieurs jours.

Le 17, un peu de calme.

Les 18, purgatif avec deux onces de manne; follicule de séné, deux gros; crême de tartre, autant. Elle opéra trois fois matieres jaunes peu liées.

Les 19, 20, 21, forces abattues, un peu de sommeil. Tisane d'épine-vinette avec le miel.

Le 22, elle fut mieux, la langue s'humecta, le pouls devint plus lent, la diarrhée disparut, la malade dormit & se rétablit en quinze jours; c'est-à-dire, elle sortit le 38.

II.ᵉ Obſervation. 20 ſeptembre. **Champſaur.**

Un garçon, âgé d'environ quarante-cinq ans, maigre, brun, d'une conſtitution ſaine, eut des douleurs vagues, des envies de vomir, s'alita ſans friſſon marqué ; je fus appellé le 10.

Pouls vîte, chaleur acre, ſéchereſſe mordante à la peau, urines très-rouges. Tiſane acidulée avec les tamarins & le nitre ; il n'avoit pas dormi depuis huit jours.

Le 11, Laud. liquid. un grain, lequel procura un ſommeil tranquille ; mais ce calme ne dura qu'une nuit.

Le 12, chaleurs importunes ſous l'épigaſtre & dans le bas-ventre. Caſſe en décoction.

Le 13, purgat. follicul. trois gros, ſel d'Epſon demi-once, qui opéra quatre ou cinq fois, & ſoulagea conſidérablement le malade ; il avoit des forces, & pouvoit ſe lever & ſe tenir une heure ſur un fauteuil. Laudan. le ſoir.

Les 14, 15, 16, 17 & 18, tiſane acidule avec l'épine-vinette, ſouvent un peu de nitre, & une priſe de diaſcordium le ſoir de deux jours l'un.

Le 19, le purgatif fut répété, & opéra très-bien; les matieres furent jaunes, mais peu liées.

Le 20, le malade tomba dans un aſſoupiſſement lent, ſans délire marqué, avec le pouls dur, les urines claires, la peau ſéche, & reſta dans cet état juſqu'au 32. Il fut pendant ce temps-là aux tiſanes acidules & laxatives, avec les pruneaux, la caſſe, les ſels, &c. ; il faiſoit une ſelle ſéreuſe tous les jours, ou de deux jours l'un. Les 30 & 31, le pouls s'affoiblit un peu ; on le nourriſſoit avec du bouillon léger fait avec le mouton & avec les crêmes d'orge.

Le 33, il fut mieux & fut purgé; la fievre diminua conſidérablement, & le malade entra en convaleſcence deux jours après ; il fut rétabli le 56.

Obſervat. J'ai obſervé chez ce malade la chaleur

H ij

acre & mordicante dont parlent quelques auteurs;
en lui tâtant le pouls, j'éprouvois au bout des doigts
une fenfation picoteufe & défagréable ; c'étoit une
vraie fievre bilieufe qui n'eut que quelques redoublements vagues depuis le 13 jufqu'au 20, & qui
ne venoient pas tous les jours ni à des heures réglées.

III.ᵉ *Obfervation.* 27 *feptembre.* Champfaur.

Un cordonnier, âgé d'environ cinquante-fix ans,
ayant beaucoup de barbe, ce qui fembloit annoncer
une bonne conftitution, cependant maigre, pâle
& fujet à des diarrhées habituelles.

A des travaux forcés, aux inquiétudes d'un long
procès, fuccéda le mal-aife, les pefanteurs, laffi-
tudes, douleurs de tête, dans les membres & aux
reins, &c.

Le 10, il avoit le pouls lent, rare, mais dur,
inégal, petit, convulfif, une diarrhée féreufe peu
bilieufe, & avoit beaucoup maigri. Pediluves.
Tifane avec les pruneaux & le fel végétal.

Le 11, Emetico-cathart. (Mann. 1 once, tart.
ftib. 2 gr.), lequel opéra par le bas.

Les 12 & 13, tifanes acidules, crême de riz,
avec quelques gouttes de vin ; les urines étoient
rougeâtres & ne dépofoient pas.

Le 15 au foir, potion cordiale avec le diafcord.
1 gros, camphr. 3 grains, diffous avec les amandes
dans un peu de vin.

Le 16, langue féche, vermeille, douleur à la tête,
toux importune, peau très-féche, diarrhée continuelle, pouls dur un peu plus fort.

Le 18, tifanes avec les tranches d'orange entieres,
kermès min. 3 grains, dans une bouteille d'eau.
Langue plus liffe, même pouls.

Le 19, le malade avoit prodigieufement maigri,
les forces lui manquoient, il n'avoit pas dormi
depuis plufieurs jours. Diafcord. demi-gros, goutt.
anod. n. 20. Sommeil pefant avec chaleur & féche-

reſſe à la peau. Crêmes d'orge, de riz, panades aiguiſées avec le vin, bouillons alternativement, limonade cuite, bols le ſoir avec le diaſcordium ou la confection d'Hyac. Ce régime dura juſqu'au 28 ; les urines parurent ſouvent très-louables & avec ſédiment.

Le 29, foibleſſe plus grande, diarrhée ſéreuſe ſans odeur. Tiſanes acidules diaphoret. avec les tamar. le kermès & la racine d'impérat. Je permis quelques gouttes de vin pendant la journée. Langue liſſe, mince, vermeille.

Le 32, diarrhée continuelle, ſueurs partielles, avec des légers redoublements dans la nuit, langue ſéche, vermeille, pouls petit, convulſif, inégal.

Le 35, un gros de kina en poudre en deux priſes dans du vin ; le tremouſſement des tendons devint plus ſenſible, pouls plus dur & plus fréquent. Je m'en tins aux cordiaux, aux reſtaurants, & aux acidules juſqu'au 39.

L'inſomnie, les urines claires, un œil fixe, un air plus déterminé, avoient annoncé le délire pendant les cinq à ſix jours précédents.

Le 40, aſſoupiſſement carotique mêlé de délire, ſouvent furieux. J'appliquai deux véſicatoires aux gras des jambes ; celui du côté droit avoit opéré en ſix heures, l'autre reſta quinze ou ſeize heures.

Le 41, la jambe droite étoit livide, la gauche commençoit à donner de la ſéroſité, le pouls étoit fréquent, mais mou & profond, les chairs étoient pâles, flaſques ; je craignois la gangrene. Kina 2 gros en 3 priſes dans le vin rouge.

Le 42, les véſicatoires avoient pris une couleur vermeille, & commençoient à ſuppurer, l'aſſoupiſſement devint phrénétique, & le malade ſe découvrit, refuſa le bouillon, &c. Cet aſſoupiſſement dura quinze jours ; juſqu'au 57.e jour, tantôt il ſe débattoit & luttoit contre les aſſiſtants, tantôt il *chaſſoit aux mouches* ; la diarrhée continua à l'inſu

II iij

du malade, les véficatoires donnoient beaucoup, mais la peau étoit d'une aridité extrême, & elle étoit collée fur les os.

Les tifanes acidules & les cordiaux furent continués. Quelquefois le pouls étoit fi foible, qu'on le perdoit fous les doigts, on ne pouvoit plus diftinguer fes pulfations. Quelques gouttes de vin, ou un peu de teinture de kina le ranimoit.

Le 60, les jambes & fur-tout les pieds, devinrent très-œdématiés. Je joignis le kina aux bols, & j'en donnois alternativement avec le kermès minéral & le camphre.

Le 68, le pouls avoit repris un peu de confiftance, l'œdématie avoit confidérablement diminué ; le malade tomba dans une efpece de faim canine, il fallut lui permettre de manger malgré la fievre, il conferva une foibleffe & une maigreur extrêmes, le cerveau n'étoit pas bien libre, la diarrhée redoubla ainfi que la fievre ; ce qui fit une rechûte funefte. Je le remis à la diete, & prefcrivis un apozeme amer, matin & foir, fait avec un gros de racine de gentiane, demi-once de racine de chicorée amere, & demi-gros de fel de Glauber. Les urines parurent plus chaigées & dépoferent, la peau fut moins féche, les felles bilieufes, & la fievre diminua, mais le malade fut toujours très-foible jufqu'au 80.

Le 81, le malade fe plaignit de quelque chofe qui lui ferroit le gofier ; je foupçonnai les vers. *Aquil. alb.*, quatre grains, *femen contra*, demi gros dans un peu de conferve de rofes (s).

Le 86, il tomba en fyncopé deux fois, dont il revint avec peine. Le 87, il fut très-foible, & le 88 il mourut fur le foir.

Deux raifons principales m'ont engagé à inférer

(s) C'eft peut-être à ces fortes de maux de gorge, qu'eft relatif l'aphorifme d'Hippocr. Sect. IV, n. 34 *Suffocatio abf- que tumore in febricitantibus, lethale....*

ici cette longue obſervation. 1.º Ce malade fut
le premier qui eut des ſymptômes bien décidés
de fievre maligne ; 2.º C'eſt un de ceux que j'ai
ſuivi le plus long-temps, parce que j'étois à portée
de le voir tous les jours une ou deux fois : je
ſoupçonne qu'il eſt péri de quelque abcès au
cerveau ; l'intenſité & la durée de ſon délire ,
l'état permanent de crudité pendant preſque toute
la maladie , un air décidé , plus hardi & plus im-
patient , joint à cet appétit déſordonné qui parut
ſur la fin de la maladie , me l'ont fait conjecturer.
Grant , traité des fievres , II, 182 , rapporte une
obſervation qui a quelque rapport avec cette maladie , il la regarde comme un *cauſus* bilieux ,
mais ſon malade guérit en 42 jours.

IV.ᵉ *Obſervation.* 12 Octobre. D.

Un homme d'environ trente-huit ans, ſanguin,
bien coloré, maigre, buvant beaucoup de vin,
eut des préludes de fievre pendant huit à dix jours ;
ce jour là il prit une médecine à cauſe du dégoût,
des envies de vomir , &c. ſans être préparé, laquelle
le mena trois fois.

Le 15 , je fus appellé ; je trouvai la peau ſeche ,
médiocrement chaude , le pouls aſſez fort , dur ;
un peu dilaté , mais plus lent que dans l'état de
ſanté (50 à 55 pulſations) , les urines très-chargées,
rouges , le malade avoit beaucoup maigri ; je le
mis à l'eau de riz , & j'ordonnai les bains domeſtiques , il en prit ſix d'une heure le chacun en
quatre jours. Le 24 , il fut purgé avec manne ,
1 once , dans laquelle je mis 30 grains de poudre
de M. de *Laſſone* ; cette médecine opéra très-bien ,
& le malade ſe trouva mieux , ſortit le 28 &
fut gueri le 36 , après quelques légeres ſueurs.

Les bains domeſtiques furent très-convenables
à ce malade ; ils relâcherent la peau , & parurent
s'oppoſer à cette fonte d'humeurs , annoncee

par la maigreur précipitée, par les urines très-chargées, &c. La langue étoit vermeille comme chez les autres, mais il ne parut pas d'autres ſymptômes de fievre maligne.

V.ᵉ Obſervation. ɪ.ᵉʳ Novembre. Champſaur.

UN bourgeois, brun, âgé de cinquante-quatre ans, ſujets à des toux fréquentes, ſoupçonné d'avoir quelques tubercules au poumon, plutôt maigre que gras, eut un friſſon le 28 octobre; les jours ſuivants, toux ferme, douleur à la poitrine, ſans point de côté.

Le 6, il expectorôit des crachats glaireux, mêlés de ſang. Tiſanes miellées, avec une pincée de lierre terreſtre, autant de *polygala* **amara**, & 3 grains de kermès min., ſur une bouteille d'eau.

Le 7, looch, avec la décoction de dattes, ſirop de bourrache, kerm., huile d'amandes.

Le 8, langue très-chargée, tête libre, pouls mou, ſans être élevé (80 pulſations) ni pectoral, urines fort rouges, dépoſant un ſédiment furfuracé.

Le 9, purgation, man. ɪ once, follicul. ſen., ſel d'Epſom an., 2 gros, qui évacua prodigieuſement le malade, l'affoiblit, occaſionna une ſyncope le ſoir, ſans faire ceſſer les crachats qui diminuerent le lendemain; les jours ſuivants, le malade eut des ſueurs précordiales, mais foites.

Le 14, le malade avoit de fortes toux & des crachats moins ſanglants, qui venoient par quintes, le ſoir ou durant la nuit, & finiſſoient par une ſueur plus générale. Je preſcrivis la diette, une tiſane apéritive, avec le ſirop de bourrache ou de capillaire.

Le 20, le malade fut beaucoup mieux, & entra en convaleſcence.

Cette maladie étoit une véritable fievre bilieuſe, accompagnée d'une légere inflammation de poitrine, chez un ſujet qui y étoit diſpoſé. Si j'euſſe purgé plutôt & une fois de plus, il est probable que le malade auroit été plutôt guéri ; mais je craignois de déranger l'expectoration. Cette maladie n'avoit que peu de rapport avec les fievres régnantes.

VI.ᵉ Observation. 20 Novembre. Champsaur.

Un jeune homme, âgé de 19 ans, phlegmatique, *imberbe*, traîna long-temps avec les preludes des fievres ordinaires ; il s'alita le 15, & je fus appellé le 20 ; il étoit assoupi & dormoit continuellement dans une espece de *coma-vigil*, qui ne l'empêchoit pas de répondre lorsqu'on le pressoit un peu fortement.

Tisane laxative avec les pruneaux, 2 gros de follicules, 3 grains de tartre stibié, dans trois livres d'eau, pour prendre en quinze heures.

Le 21, il ne fut pas mieux, quoiqu'évacué quatre fois ; les matieres étoient grises, tenaces ; le pouls un peu moins lent, la langue seche, dents sales ; tisane acidulée avec le fruit d'épine-vinette & le sirop de capillaire, dont il usa pendant six jours, se laissant aller sous lui chaque jour.

Le 27, l'assoupissement continuoit, mais la langue parut humectée ; les croûtes des levres se détacherent, & les dents commencerent à se nettoyer. Le pouls fut plus souple, plus dilaté & la peau un peu humectée.

Le 28, purg. avec la manne, 2 onces, & 3 gros de sel d'Epsom, qui procura trois selles.

Le 30, il se trouva mieux, je lui permis de manger, il entra en convalescence, & fut rétabli le 48.

VII.ᵉ Observation. Novembre. Champsaur.

Un bourgeois, très-adonné à la chasse & à une vie active, buvant du vin, fatiguant beaucoup, âgé d'environ trente-six ans, ayant des couleurs vives, eut un peu de fievre pendant trois jours

un chirurgien peu verſé dans ſon art le ſaigna,
& lui adminiſtra un émétique, mêlé avec un purgatif, ce qui occaſionna le vomiſſement, une
ſuperpurgation, ſuivie de diarrhées, de coliques
& de teneſme, pendant trois ſemaines. A cette
époque, 13 novembre, je fus appellé.

Emulſion nitrée, pour boiſſon; lavements émol-
liens avec la mauve, la graine de lin, calmants
le ſoir. Ce régime dura quatre jours; la maladie
changea & prit la marche d'une fiévre intermittente,
dont les accès étoient en tierce, vague & irréguliere,
venant de deux jours l'un, ſans friſſons ſenſibles,
tantôt plutôt, tantôt plus tard, & plus foibles
ou plus forts. Le pouls, hors le temps des accès,
étoit dur, mais lent, la peau étoit ſéche. Lors de
l'accès, le pouls étoit un peu plus dilaté, la peau
devenoit moite, les urines étoient rouges, & le
nuáge de couleur brune.

Le 7, après mon arrivée, je donnai un purgatif compóſé avec la manne, 2 onces; follicules
de ſéné, trois gros, & autant de ſel d'Epſon,
laquelle évacüa bien, & les matieres furent liées.
¬ Le 8, tiſane apéritive avec l'arnica & le ſel
de nitre, 2 gros de kina en bol, pendant ſix jours.

Le 14, le malade fut mieux, la tranſpiration
fut réglée, le malade moins affaiſſé, & il entra
en convaleſcence.

J'ái rapporté l'hiſtoire & le traitement de cette
maladie, que je n'ai ni connüe ni pu nommer.
J'ignore ſi le régime ou les fatigues du ſujet
avoient pu contribuer à ſa marche biſarre, ou ſi
cette double médecine violente, donnée les premiers
jours, dans un temps de ſéchereſſe, d'irritation,
avoit ſeule été cáuſe de ſon ànomalie, & de l'état
d'irritation de fatigüe, dans lequel je trouvai le
malade. Il eſt certain qu'il étoit dans un déſordre
conſidérable. La langue gercée, la ſéchereſſe de
la peau, le pouls dur, le teneſme, l'état de

maigreur, l'abattement des forces, &c. tout annonçoit un état indéfiniffable, par le défaut de caractere d'aucune maladie marquée ; l'épidémie régnante ne paroiffoit pas non plus avoir beaucoup de part dans cette maladie : enfin, fans les remédes donnés à contre-temps, trop violents, & fans aucune préparation, j'ai lieu de croire que la maladie eût été plus fimple, plus réguliere.

VIII.ᵉ *Obfervation.* **Décembre.** Valgaudemar.

Une fille bien conftituée, âgée de vingt-deux ans, après les préludes de l'épidémie régnante, effuya une diarrhée de trois femaines.

Je fus appellé le 30, elle avoit la langue féche, remplie de crevaffes, brune comme une écorce de grenade ; fon pouls étoit mou, développé, de ceux que Bordeu nomme *fupérieurs*, *critiques*, avec des pulfations fouples, ondoyantes, fans aucune vibration intermittente, ni irrégularité quelconque. Je prefcrivis une tifane acidule avec le fruit d'épine-vinette & le miel.

Le 33, elle commença à cracher quelques matieres blanches, tenaces ; cette évacuation dura plufieurs jours, elle ne fut pas copieufe, & cet état du pouls diminua infenfiblement.

Le 35, j'ajoutai le kermès mineral (3 grains) à chaque bouteille de tifane.

Le 38, la langue parut très-humectée ; elle commença à fe lever, & fut rétablie le 50.ᵉ jour.

J'ai rapporté cette obfervation, quoique imparfaite, en ce que je n'ai pas vu la malade au commencement, par la raifon que c'eft la feule où j'ai eu occafion d'obferver un pouls très-mou, dilaté, grand & vraiement critique, parmi environ cent vingt malades que j'ai vus durant l'épidémie.

IX.ᵉ *Obfervation.* **Décembre** Valgaudemar.

Le pere de cette malade, âgé de foixante ans,

fut attaqué de la même maladie ; il fut mis au régime & à la tifane pendant quatre jours , fut émétifé le 8.ᵉ : ce reméde opéra avec peine , & fit rendre de la bile jaune & verte , avec peu de matieres ; le 9 , il fut bien , à part la fatigue. Je prefcrivis les mêmes tifanes pour les jours fuivants ; & lorfque je me propofai de revenir pour le voir , j'appris qu'il étoit mort le 19.

X.ᵉ *Obfervation.* *Décembre.* Valgaudemar.

Un ouvrier , maigre , robufte , âgé de vingt-trois ans , prit la fievre chez un parent où fe trouvoient beaucoup de malades.

Le 32 de fa maladie , je le vis pour la premiere fois dans un affoupiffement carotique , accompagné de fterteur & de phrénéfie par intervalle ; le vifage affaiffé , les yeux égarés , fourd , ftupide , bouche entr'ouverte , les dents noires , langue vermeille , féche, tirant fur le brun , le pouls petit , convulfif , irrité (de cent dix à cent quinze pulfations) , inégal , avec des foubrefauts dans les tendons , la peau féche , fes excréments couloient fous lui , le ventre étoit affaiffé , le coccix & la partie latérale fupérieure des feffes écorchés.

Je fis d'abord appliquer des feuilles de chou , enduites de beurre frais , fur fes plaies , ce qui me tint lieu de véficatoires.

Tifane acidule , avec le fruit. d'épine - vinette & le miel.

Potion cordiale & antifeptique , avec 2 grains de camphre , criftal mineral , 15 grains ; diafcordium , 1 gros ; eau de menthe , 2 onces , incorporées avec les amandes , réitéré pendant trois jours.

Le 36 , le pouls étoit plus dilaté , le jeu des tendons avoit ceffé , & la peau étoit moite , le vifage étoit plus régulier.

Le 38 , le tranfport redoubla , il ne fut plus poffible de le faire boire , & il mourut le 41.

XI.ᵉ *Observation. Décembre.* Valgaudemar.

Le frere du malade précédent contracta sa maladie ; c'étoit un enfant âgé de quinze ans, bien conftitué.

Le 3, pouls dur, peau féche & brûlante, douleurs de tête violentes, avec foif. Tifane de pruneaux & d'épine-vinette.

Le 4, hypecacuanha 18 grains, aquila alba 3 grains, dans une diffolution de manne. Il ne prit que la moitié de cette médecine, vomit quelques vers, un peu de bile jaune & verte, & fut deux fois à la felle.

Les 5, 6, 7, 8 & 10, la fievre fe foutint, le malade ne voulut d'autre boiffon que l'eau claire. Je le laiffai à fes parents, & fa fievre ceffa le 17 : il guérit au bout d'un mois.

XII.ᵉ *Observation. Décembre.* Valgaudemar.

Une fille, mince, pâle, âgée de onze ans ; je la vis le 22, elle étoit defféchée comme une momie, fon pouls étoit vîte, petit, convulfif, & elle étoit dans un affoupiffement carotique, la peau féche, les dents noires, langue un peu humectée fur les bords, elle avoit la diarrhée depuis le commencement de la maladie.

Tifane avec l'épine-vinette, les pruneaux, & 3 gr. de kermès minéral. Potion cordiale camphrée le foir. La diarrhée continua.

Le 25, aquila alba 4 grains, femen-contra 12 grains, incorporés avec du miel & quelques gouttes d'effence d'abfynthe.

Le 26, elle évacua quelques matieres fibreufes, blanchâtres, qui paroiffoient vermineufes.

Le 27, même régime qu'auparavant.

Le 28, felles jaunes, l'ufage des fens revint, la phyfionomie fut plus réguliere, le pouls moins dur, la peau moins feche. Les jours fuivants elle fut mieux, & entra dans une convalefcence très-longue : elle ne fut guérie qu'au bout de 68 jours.

XIII.ᵉ *Obfervation. Décembre.* Valgaudcmar.

Un jeune homme de vingt-trois ans avoit eu une longue maladie, qui lui avoit laiffé une tumeur confidérable au genou, la jambe perclufe, une carie confidérable à la partie fupérieure du tibia, d'où étoient fortis plufieurs efquilles deux années auparavant ; il tomba malade (je vis fa mere & une de fes fœurs, qui étoient convalefcentes dans la même maifon). Ce jeune homme avoit la lymphe viciée ; il avoit des fueurs expreffives & partielles, des redoublements irréguliers prefque toutes les nuits, fouvent quelques friffons fur la fin du jour ; la langue étoit humectée & blanchâtre ; le pouls affez dilaté, & fon embonpoint n'avoit pas beaucoup diminué.

Le 19, febrifug. purgat. des boëtes de M. de Laffone, 15 grains, lequel opéra trois fois, & fit rendre par haut & par bas quinze vers de groffeur moyenne.

Le 20, il fut mieux & fe repofa.

Le 21, les fueurs revinrent pendant la nuit.

Le 22, apozemes avec racine de gentiane. 1 once, fel végétal, demi-once, racine de chard. à cent têtes, 1 once dans trois livres d'eau, pour en prendre deux verres par jour. Il fut un peu mieux.

Le 32, il fe trouva mal, avec des anxietés, des pefanteurs, des redoublements irréguliers, des douleurs vagues aux côtés, &c. Tifane amere, avec diagrede, 12 grains, racine de fougere mâle & d'eupat. aquatique, de chaque 1 once, avec deux onces de miel, dans un pot d'eau. Ce remede fit faire deux felles fans vers.

Les 32 & 33, il fut mieux ; mais les 36 & 37 les fueurs nocturnes colliquatives revinrent.

Le 38, apozemes de gentiane ci-deffus, avec

le nitre, & un demi-gros de kina, foir & matin en bol, pendant quatre jours.

Le 42, le malade mangea un peu & eut un friſſon.

Le 43, il fut purgé avec le féné, la rhubarbe & le fel d'Epſom en apozeme. Je fis continuer les apozemes amers & laxatifs, avec la gentiane, le fel d'Epſom & quelques bols de quinquina par intervalle, & ce malade fut rétabli le 58.e jour.

Cette obſervation & la 40.e que nous rapporterons plus bas, font voir, 1.º que le délétere fébtile qui occaſionnoit nos fiévres nerveuſes, malignes, &c. agiſſoit différemment chez les différents tempéraments; 2.º qu'il n'épargnoit pas les ſujets atteints de quelques vices particuliers; 3.º & que la maladie alors plus compliquée, exigeoit plus de variété dans le traitement.

XIV.e Obſervation. Même époque, 22 Décembre.
Valgaudemar.

UNE fille de vingt-quatre ans, qui avoit un peu de goëtre, d'ailleurs bien conſtituée, quoique ſujette à des retards & même à des ſuppreſſions, pendant le temps des travaux forcés de l'été, marcha dans la neige, fe coucha & eut des friſſons le ſoir.

Le 2, elle cracha du ſang pur, ce qui continua le 3.

Le 4, elle avoit le pouls mou, mais vîte, dilaté, élevé, s'effaçant facilement par la preſſion du doigt; le viſage étoit rouge, tout le corps étoit en moiteur; les crachats étoient tenaces, ſanglants & vermeils. Je ne crus pas devoir la ſaigner. Je preſcrivis une tiſane avec un gros de *polygala* amer, autant de fleurs d'arnica & 4 grains de nître, dans deux livres d'eau, édulcorée avec le ſirop de capillaire.

Le 7, les crachats furent moins ſanglants.

Le 8, ils furent presque blancs & la fiévre moins forte ; les jours suivants, elle resta à la diete, & prit quelques tisanes bechiques avec l'orge & le miel.

Le 15, elle fut purgée avec la manne & les follicules.

Le 16, elle fut presque sans fievre & entra en convalescence, laquelle fut prolongée par la milliaire rouge, qui parut en abondance sur les deux avant-bras, disparut en écailles, & revint plusieurs fois jusqu'au 50.e jour, temps où elle fut en état de se passer de mes soins.

XV.e *Observation.* Valgaudemar.

Une femme pâle, avec assez d'embonpoint, âgée de cinquante-quatre ans, avoit eu des lassitudes, des douleurs vagues à la tête, aux reins & autres préludes de fiévre ; elle passa trois semaines dans ces alternatives. Je la vis le 22, elle avoit quelque pétéchies sur la gorge & les épaules ; les jambes très-ædematiées, la couleur pâle, le pouls lent, embarrassé.

Jalap en poudre, 18 grains ; diagrede 6 grains, avec autant de sucre ; ce remede procura trois selles aqueuses ; le lendemain, je prescrivis les pilules suivantes ; extr. aqueux d'arnica, 6 gros, poudre incisive de M. de Lassone, 4 gros, mêlés avec du sirop d'absynthe, pour en prendre une pilule de 10 grains deux fois par jour.

Ce remede opéra par les urines & réussit à merveille. La malade fut rétablie en 35 jours.

XVI.e *Observation.* Valgaudemar.

Une femme, enceinte de trois à quatre mois, assez bien constituée, attaquée des fievres regnantes, depuis quatre jours. Pouls fréquent, agitations, insomnie, terreurs continuelles, & inquiétudes.

Saignée de 10 onces ; sang peu écumeux, vermeil,

meil, mou, fans croûte inflammatoire; tifane acidule avec le fruit d'épine-vinette & le miel,
calmant, le foir, avec liqueur minérale d'Hoffman;
15 gouttes; confection Hyacinthe, demi-gros.

Le 10, elle fut purgée avec 2 onces de manne,
un gros de rhubarbe, & 15 grains de crême de
tartre.

Le 14, elle eut une hémorragie par l'uterus.

Le 15, elle fit une fauffe couche, & mourut
des fuites deux jours après.

XVII.ᵉ *Obfervation. Décembre.*

UNE femme délicate, d'un tempérament
phlegmatico-fanguin, âgée de trente-deux ans,
enceinte de fix mois d'un fixieme enfant, après
des préludes de fievre qui durerent dix jours, fe
coucha, & me fit appeller le 15.ᵉ de fa maladie.

Elle avoit fon pouls fi vîte & fi précipité,
quoique peu élevé, que les pulfations alloient à
cent trente-cinq par minute (elle eft de taille
ordinaire). je ne crus pas devoir la faigner; 1.º parce
qu'elle ne l'avoit jamais été; 2.º parce qu'elle
avoit toujours eu fes regles peu abondantes, 3.º fon
pouls n'étoit ni dur ni élevé; 4.º fa maladie étoit
déjà ancienne. Cette malade avoit un hoquet
convulfif, très-précipité, très-violent, qui ne lui
permettoit pas de fe coucher, mais l'obligeoit de
refter affife.

Goutes anodines, n. 15; camphre, 2 grains;
teinture de caftor, 0 gouttes, nitre, 6 grains, dans
un peu d'eau de menthe, pour prendre en deux
fois, à deux heures d'intervalle; cette potion rendit
le hoquet fupportable.

Le 16, le pouls étoit à cent vingt-cinq; je
permis 12 grains de noix mufcade que la malade
defiroit. Le foir, gouttes anod. avec le nitre; tifane
laxative & nitrée avec les tamarins; lavements
émollients.

L

Le 17, le pouls étoit à cent vingt, & les pulsations étoient précipitées, & se faisoient avec une vélocité inconcevable. Même régime.

Le 18, 19, 20, 21, la fievre se calma un peu, la malade commença à se pencher sur des carreaux & à dormir. Il sortoit quelques crachats écumeux d'un blanc de neige, qui étoient plutôt l'effet de la gêne de la respiration, de sa vîtesse, que celui d'une maladie de poitrine. Cette capacité me parut très-libre, & l'événement justifia ma conjecture. Cependant, sans l'absence d'aucun frisson, d'aucun redoublement marqué, j'eusse craint la formation de quelque dépôt, par la violence de la fievre & la gêne de la respiration. La malade fit deux selles le 21, & retint ses urines, ce qu'elle n'avoit pu faire jusqu'alors, à cause de ses accès hysteriques & convulsifs.

Le 22, le pouls étoit tranquille, je crus la malade guerie, ses pulsations étoient à quatre-vingt-quinze, la peau étoit dans une douce moiteur; les urines déposerent un sédiment rousseâtre & brun; la langue fut toujours aussi naturelle que le pouls étoit effrayant par sa vîtesse; le soir la fievre revint, & le pouls étoit à cent vingt; même tisane; même régime; il ne parut plus aucun relâche jusqu'au 29.

Les 30, 31, 32, 33, 34, 35, la fievre diminua un peu; le 37, le pouls fut presque sans fievre; le 38, &c., jusqu'au 44 la fievre diminua encore; le 45, elle disparut & la malade entra dans une convalescence qui dura jusqu'au 80.e jour.

Les tisanes laxatives tinrent lieu de purgatifs; les matieres séreuses devinrent bilieuses & liées sur la fin. La malade accoucha d'une petite fille quinze jours après sa guérison, laquelle ne vécut que trois semaines; les pétéchies parurent pendant la maladie, mais elles étoient vermeilles, petites, & en petit nombre.

Cette observation présente une fievre hystérique, très-aiguë, très-longue & très-singuliere, par l'*apyrexie* qui eut lieu au bout de chaque septenaire, ce que nous n'avons observé chez aucun autre malade pendant le cours de ces fievres.

XVIIIe. *Observation.* 26 *Décemb.* Champs.

Une fille brune, mélancolique, creusée de petite vérole (a), mal réglée, âgée de 24 ans, tomba malade en servant sa belle-sœur. La fievre se déclara d'abord, la diarrhée & les sueurs en même temps.

Le 2, tisane acidule, avec l'épine-vinette & le miel.

Le 3, émético-cathartique, composé avec deux onces de manne, & quinze grains d'ipécacuana, lequel opéra par le bas. Le même jour, les pétéchies furent abondantes sur la poitrine, les bras, &c. Elles étoient de couleur brune, & médiocrement larges.

Le 4, tisanes acidules, crêmes de riz acidulées, peu de bouillon, les sueurs diminuerent, la diarrhée se soutint, & les pétéchies n'augmenterent pas Le pouls très-fréquent, médiocrement élevé jusqu'alors, parut plus petit & moins fréquent.

- Les 8, 9, 10, 11 & 12, elle eut une hémorragie considérable des intestins, sans colique; le sang étoit tantôt pur, veineux, se coagulant d'abord; tantôt noirâtre, dissous, putride, ne se coagulant pas; ce qui dépendoit autant de la foiblesse de la malade, qui ne l'expulsoit pas promp-

_____

(a) J'ai remarqué que les sujets qui avoient été le plus maltraités de la petite vérole, l'étoient aussi de cette fievre. Il n'est pas douteux que l'une & l'autre de ces maladies, dans les cas un peu graves, ont un caractere de putridité, qui altere les humeurs & occasionne les accidents les plus fâcheux, quoique la premiere ait un caractere inflammatoire dès les premiers jours.

tement, que du progrès de la maladie, puisqu'il en parut alternativement de l'une & de l'autre maniere pendant plusieurs jours. Durant cet intervalle, je prescrivis des tisanes aussi acides que la malade put les souffrir. Je mettois de la limonade dans chaque bouillon farineux, & je donnois dix ou quinze gouttes de liqueur d'Hoffman, deux fois par jour. Cette liqueur procuroit un calme & un bien-être sensible, chaque fois qu'on l'administroit.

Le 13, le pouls fut plus vîte, plus petit ; je crus la malade perdue. Je mis quelques gouttes d'acide vitriolique, & trente gouttes de liqueur d'Hoffm. dans un petit verre de vin de quinquina, à prendre pendant douze heures ; l'hémorragie cessa pendant vingt-quatre heures ; le pouls fut moins vîte.

Le 15 au matin, l'hémorragie avoit reparu, le pouls fut mauvais ; même régime, gouttes d'Hoff. sans kina.

Le 16, elle fit encore du sang pendant la nuit. Liq. d'Hoff. huit gouttes, kina en poudre demigros, suc de citron 36 gouttes. Les selles ne furent plus sanglantes, mais le pouls fut très-vîte, foible, précipité ; souvent il ressembloit au tremoussement léger d'une corde-tendue. Jusqu'au 21, la peau fut toujours moîte, & la langue ne fut seche que les premiers jours.

Le 22, la malade dormit, fit une selle naturelle ; la fievre diminua considérablement, mais le pouls resta fréquent, sans doute parce que les hémorragies avoient diminué le volume du sang.

Le 28, elle entra en convalescence, fut purgée deux jours après, & fut rétablie le 50.ᵉ jour.

XIXe. *Observation*. 13 novembre. Champs.

Une fille, enfant d'une mere de 14 ans, âgée de 14 ans elle-même, d'une taille effilée, délicate, sur le point d'être réglée, eut des maux de tête paffagers , des dégoûts , des naufées pendant quelques jours. Une douleur de tête des plus violentes la prit tout à coup ; un vomiffement avec des efforts continuels, ne lui laiffoit pas un moment de relâche.

Le 2, le pouls étoit lent, dur, élevé, avec une vélocité marquée à chaque pulfation. Les yeux ne pouvoient fouffrir la lumiere. Il ne fut jamais poffible de déterminer la malade à une faignée de pied. Je prefcrivis des pediluves & une tifane laxative nitrée.

Le 4 , elle fut un peu mieux, & fit deux petites felles.

Le 6 , quelques felles avec efforts , la langue devint noire , & je foupçonnai la maladie. La diarrhée parut avec un tenefme horrible , qui fe foutint malgré les farineux , les émulfions , les huileux & les gommes, pendant dix jours.

Le 16 , elle étoit très foible, ne pouvant dormir. Diafcord. 24 grains ; fuc de citron, 30 gouttes ; gouttes anodines, n. 6, dans un peu d'eau de menthe. La noirceur de la langue revint, la diarrhée continua, & les matieres furent vertes le lendemain. Tifane acidule avec la gomme arabique.

Le 24 , il n'y avoit plus de tenefme ; les felles étoient toujours vertes , mais moins fréquentes ; la malade étoit très foible ; je permis quelques gouttes de vin dans la tifane , deux fois par jour.

Le 28 , elle étoit à l'extrémité ; pouls vermiculaire , râlement continuel, refpiration entrecoupée, cependant elle parloit, mais bas. Diafcord. demigros , kermès mineral , gr. iij ; camphre , gr. ij, dans un looch. Le pouls fut élevé , & les pulfations furent diftinctes ; trois heures après parut une hémophtifie qui fit ceffer le râle en vuidant la poitrine. Les crachats étoient vermeils, écumeux & fréquents ; ce crachement de fang dura neuf heures ; elle perdit environ dix onces de fang. Les levres & les dents fe couvrirent d'une croûte noire, tenace, qui ne ſe détacha que trois jours après, à l'aide des boiſſons. Les forces revinrent un peu, mais les déjections vertes ne ceſſerent pas, même pendant l'hémorragie.

Le 36, de nouvelles croûtes parurent ſur les levres, la fievre reprit ſa premiere vigueur.

Le 41, la malade étoit exténuée & dans un état affreux. Aux déjections vertes ſuccéda une hémorragie copieuſe par le fondement ; le ſang étoit noir, veineux, & figeoit promptement ; la malade en perdit en trois jours plus de cinq livres, quoique exténuée.

Le 45, le pouls étoit comme une ſcie qui avance & recule ſous le doigt, il n'étoit pas poſſible de compter les pulſations.

Le 46, l'hémorragie ceſſa, le viſage étoit plus terreux, cadavereux, la langue, les dents & les levres ſe couvrirent de croûtes pour la troiſieme fois. Le 48, elle mourut en parlant.

Obſerv. L'hémorragie nous parut venir du foie, 1°. parce que ce viſcere étoit douloureux ; 2°. parce qu'il n'y eut jamais de douleur dans les inteſtins ; 3°. parce que c'étoit là la ſource ordinaire des diarrhées colliquatives, qui épuiſoient les malades attaqués de ces fievres.

XX.ᵉ Obſervation. Décembre. Champſaur.

Un jeune homme, bien conſtitué, âgé de douze ans, tomba malade, après avoir ſuivi les préludes ordinaires de l'épidémie. Après les préparatifs ordinaires, les tiſanes laxatives, &c., je donnai l'émétique en lavage le 2.ᵉ jour, lequel opéra prodigieuſement ; à des vomiſſements copieux & faciles de bile jaune & verte, ſuccéderent pluſieurs ſelles de même couleur, leſquelles devinrent verdâtres, ſur la fin du jour, & plus ſéreuſes. Il étoit foible le ſoir & avoit peu de fievre ; les urines rouges, chargées d'un nuage de même couleur.

Les 3, 4, 5 & 6, le malade eut le pouls dur fans beaucoup de fievre, le régime farineux; les tifanes acidules furent employées, il maigrit fenfiblement & la diarrhée fe foutint; les urines furent moins chargées.

Le 7, il fut plus abattu; les déjections féreufes grifâtres, moins vertes.

Le 8, les pétéchies parurent en très-grand nombre; elles étoient petites, puncticulaires, de couleur de rofe; le pouls fut inégal, intermittent à la cinquieme ou feptieme pulfation, fouvent à la neuvieme, mais plus mou & dilaté; la diarrhée fe rallentit, de maniere qu'il n'alloit plus que trois ou quatre fois en vingt-quatre heures.

Les 10, 11, 12, 13 & 14, les matieres furent plus liées. Même régime; la peau étoit très-feche; j'ajoutai un gros de racine de ferpentaire de Virginie, fur chaque pinte de tifane d'épine-vinette.

Le 15, la peau fut plus douce; le 16, elle fut moîte; le malade commença à touffer & à cracher quelques phlegmes blanchâtres affez liés; les urines étoient claires, fans fédiment; le 17, le pouls devint mauvais, dur, convulfif; chaleur à la peau, diarrhée plus fréquente, féreufe, &c.

Le 18, kina, demi-gros; fuc de citron, 36 gouttes, incorporé avec la conferve de rofes.

Le 19, pouls plus fréquent, même diarrhée, urines claires.

Le 20, pouls plus molet, dilaté, diarrhée plus violente; je réiterai le kina, le jus de citron, j'y ajoutai 12 gouttes de liqueur d'Hoffman, le firop de limon; ce qui procura un fommeil tranquille de quatre heures; la diarrhée fut moins violente.

Le 22, la fievre augmenta, apparemment parce que le malade avoit pris la veille deux jaunes d'œuf.

Le 26, la fievre diminua.

Le 28, kina, 1 gros; jus de citron, 40 gouttes; queur d'Hoffman, 10 gouttes.

Le 29, yeux d'écrevisses, 12 grains; confection d'Hyacinthe, demi-gros; il fut mieux.

Les 30, 31, il fut mal & tomba dans le délire.

Le 32, il demanda à manger, on lui donna un peu de crême de riz, aiguisée avec le jus de citron.

Jusqu'ici, ce malade eut souvent, & par alternatives, le pouls *dicrote* pendant trois ou quatre heures, de deux jours l'un, ou à des intervalles irréguliers; les 14, 16 & 23, il sortit quelques gouttes de sang par le nez; mais cette hémorrhagie ne sauroit être critique, puisqu'elle fut si peu considérable, & ne procura aucun soulagement.

Le 33, la diarrhée continuoit; pouls moins fiévreux. Rhub., demi-gros; yeux d'écrevisses, 12 grains; liqueur d'Hoffman, 15 gouttes. Le délire survint pendant la nuit.

Le 34, même remede; les selles furent liées & moins fréquentes.

Les 35, 36, 37, 38 & 39, le malade ne prenoit que des crêmes légeres acidulées, & quelques bouillons bien dégraissés, tantôt mêlés aux crêmes d'orge, de riz, tantôt alternativement de l'un ou de l'autre, de trois en trois heures. J'eus recours à la rhubarbe, aux gouttes d'Hoffman, aux yeux d'écrevisses, de deux jours l'un.

Le 40, la diarrhée cessa; le malade avoit le pouls vîte, petit, sans beaucoup de chaleur; les urines claires, la peau moins seche; il étoit d'une maigreur excessive.

Le 47, le délire cessa entiérement, la fievre diminua de jour en jour, & il fut convalescent jusqu'au 63. Les selles venoient tous les jours; un appétit vorace se déclara & força les gardés à donner des aliments plus que de raison au malade, qui cependant ne reprit ni les chairs ni les forces; des urines crues sans sédiment, un pouls vîte, fébrile, me faisoient craindre une nouvelle rechûte;

je crus devoir me repofer fur l'âge du fujet, fur les foins précédents & fur la longueur de la maladie.

Le 64, Bouche mauvaife, naufées, dégoûts, borborigmes, ptialifme, &c.

Le 65, diarrhée fréquente, matieres liées d'un odeur infupportable; fievre, proftration de forces, peu de foif, &c. A quelques délayants acidules j'ajoutai rhubarbe, 1 gros; crême de tartre, 30 grains. Thériaque le foir.

Le 66, fievre moins forte; la diarrhée continuoit; au purgatif du jour précédent, j'ajoutai demi-gros de kina, & 12 gouttes de liqueur d'Hoffman.

Le malade entra de nouveau en convalefcence deux jours après, & il ne fut rétabli que le 75.ᵉ jour. Il lui reftoit à cette époque de la foiblefle, la pâleur, &c., mais il dormoit, fe tenoit levé, &c. & il ne retomba plus : ce malade eut comme la jeune femme, n. 23, fa belle-fœur, une milliaire rouge, très nombreufe, qui couvrit tout fon corps pendant dix à douze jours, fans néanmoins l'obliger à garder le lit.

Obf. Le malade fut couché le 60.ᵉ jour, dans une chambre très-étroite & baffe, où fon frere n. 24, avoit paffé fa maladie; il eft poffible que les miafmes putrides répandus dans la chambre, le froid, l'ennui, fe foient réunis pour troubler les digeftions du jeune malade, qui d'ailleurs mangeoit un peu trop, & lui aient occafionné cette rechûte terrible, qui le remit à toute extrêmité, dans un temps où la premiere maladie avoit mis fes organes dans un état de foiblefle extrême.

XXIe. *Obfervation. Décembre.* Champfaur.

UNE fille de dix ans, fœur de la malade, n. 19, après plufieurs jours de fatigue & de douleurs vagues, tomba malade. Quelques tifanes acidules, l'eau pure, une diete très-févere, furent fes remedes.

Le 3 , aq. alb. , 10 grains ; elle vomit peu d'heures après , & le lendemain elle rendit plusieurs vers par le bas , & quelques selles verdâtres le jour suivant. Elle fut tenue au régime & prit peu de remedes pendant quinze jours ; elle eut peu de fievre , & je crus que la maladie seroit légere.

Au bout de trois semaines , elle parut se trouver mieux , demanda à manger , & passa dans un mal-être , mêlé d'espoir & de crainte , de dégoût & d'appétit, avec un peu de fievre jusqu'au 30.

Le 31 , la fievre fut très-forte , & la langue noire , sans soif ni appétit.

Le 32 , les levres furent chargées de croûtes brunes , noirâtres , & une diarrhée jaune se déclara. Tisanes acidules , & souvent l'eau pure ; elle prit très-peu de nourriture.

Le 34 , la diarrhée continuoit. Yeux d'écrevisses , 10 grains ; rhubarbe , demi-gros ; liqueur d'Hoffm. , 8 gouttes : ce remede fut répété de deux jours l'un , & elle entra en convalescence le 40.e

Obs. Cette malade eut moins de déjections vertes que ses parents , & sa maladie fut moins grave & moins longue.

XXIIe. *Observation. Décembre.* Champsaur.

Un enfant de quatre ans (de la famille des deux précédents) fut attaqué de la fievre. Douleurs de tête , visage pâle , démangeaison au nez , éternuements.

Le 2 , aquila alba , trois grains ; il fut agité pendant la nuit ; le lendemain il fit quantité de vers par haut & par bas , avec des matieres vertes. La toux survint , extinction de voix , insomnie , crainte de la lumiere , douleurs de tête , rougeur des yeux , qui paroissoient plus gros , langue & levres noires , pouls très-vîte , diarrhée , &c.

Le volume du ventre diminua bientôt ; le malade resta quatre jours avec quelques demi-verres d'eau , sans prendre aucune nourriture.

Le 4.ᵉ jour & les jours fuivants, il prenoit tout ce qu'on lui préfentoit. Les tifanes acidules, les pediluves, les yeux d'écreviffes, avec la liqueur d'Hoffman, furent employés.

Le 19, quoique avec beaucoup de fievre, ce petit malade demanda à manger avec inftance & opiniâtreté; il fallut lui accorder un peu de viande, ne voulant manger autre chofe. Son vifage reffembloit à un fpectre, & fon corps à un fquelette : fes yeux groffis par l'inflammation & par l'affaif-fement des parties voifines, fortoient de la tête; le nez étoit prominent; les joues affaiffées; chaque mufcle, pour ainfi dire, deffiné; enfin il n'étoit pas reconnoiffable; le pouls étoit toujours très-fréquent; le felles vertes, porracées, mouvements convulfifs à la face; foubrefauts dans les tendons: néanmoins, à l'aide de fon âge & du régime, il foutint cet état, entra en convalefcence le 24, & fut rétabli le 38.

Obf. Le mercure doux étant un remede fouvent infidele, je crus d'abord que les fymptomes effrayants qui fuivirent de près fon ufage, lui étoient dûs : mais comme j'avois une certaine quantité de cette préparation, & que j'en ai donné avant & après à d'autres malades, fans qu'ils en aient éprouvé aucun inconvénient : com-me d'ailleurs ce petit malade fut rétabli promp-tement, il eft plus que probable que ces fymptomes étoient dus à cette bile âcre, porracée, & qu'ils dépendoient de la maladie.

XXIII.e Obfervation. Décembre.

UNE femme délicate, maigre, âgée de trente-un ans, nourriffant un enfant de dix-fept mois, éprouva des fatigues & une propenfion au fommeil pen-dant quinze jours, & tomba malade.

Le 1, tifane avec fleurs de fureau, le miel, & trois grains de tartre ftibié, fur trois livres d'eau, à prendre pendant la nuit. Elle évacua trois felles copieufes & fit vomir une fois, laiffa une diarrhée de matieres verdâtres pendant trois jours, & la langue fut un peu noire pendant les deux premiers

Le 2, au foir, je donnai un grain de lauda-num qui agita la malade, occafionna des chaleurs, effaça les traits du vifage, le rendit brun, affaiffé, les yeux enfoncés, fans arrêter la diarrhée. Elle allaita fon enfant pour la derniere fois (_b_).

Les 3, 4, 5, 6 & 7, elle fe tint à des bouillons légers toutes les trois heures, buvant copieufement de la limonade, faite d'une orange avec l'écorce & demi-once de fucre, fur quatre à cinq livres d'eau. Elle étoit dans une moiteur douce & con-tinuelle, le pouls mou, dilaté, la tête bien libre, les urines un peu chargées, dépofant un nuage rouffeâtre ou blanc près du fond du vafe; tout annonçoit alors que cette fievre étoit aiguë, mais fimple & bénigne, ce que les fuites n'ont pas confirmé; elle eut quelques felles de temps en temps, fouvent elle fut conftipée; l'on eut recours aux lavemens, qui eurent tous les fuccès defirés.

Les 8, 9 & 10, elle eut des infomnies fati-gantes & n'évacua rien; les moiteurs univerfelles fe changerent en fueurs précordiales; fouvent elles fe bornoient à la tête. Je donnai un demi-grain de laudanum, qui produifit un affoupiffement pendant quatre heures, lequel fe changea en vomiffement, en fatigue & en mal-aife après minuit, ce qui prouva, à n'en pas douter, que le lau-

---

(_b_) Cet enfant, âgé de dix-fept mois, fut ifolé & porté dans un village voifin, où il n'y avoit pas de malades. Il tomba malade huit jours après. Il fut purgé avec la rhu-barbe, après avoir pris du femencontra; ce qui fit faire quelques vers. Il traîna ainfi, tantôt avec la fievre, tantôt fans fievre apparente, maigriffant chaque jour, & enfin mourut prefque fubitement au bout d'un mois.

danum ne convenoit point à ce temperament (*c*).
Je vis le vifage changé , rembruni , une fueur
fétide , expreffive , un peu graffe , des pétéchies
fur la poitrine en très-grand nombre.

Le 11 , je rendis la limonade plus aigre , la
faifant avec le citron , y ajoutant même du firop
de limon ; j'éloignai les bouillons , les rendis plus
foibles , & cet orage fe calma , de forte que je
vis les fueurs s'étendre & fe changer en douces
moiteurs fur toute la furface du corps , ce qui
me fit encore augurer un mieux être pour les jours
fuivants : les moiteurs fe foutinrent le 12 & le 13 ,
elles étoient fouvent trop fortes à la tête pour
être fupportées fans foibleffe ; mais j'efperois , fur
la parole de Sidenham (*d*) , de voir expulfer par
ce moyen , le levain de la fievre maligne épidémique , que je ne croyois pas jufqu'ici jouer le
rôle principal chez cette malade.

Le 13 , à dix heures du matin , après les infomnies dont nous avons parlé , quelques rougeurs
paffageres à la face , elle prit un tranfport très-
violent , criant qu'elle étoit guerie , faifant violence ,
frappant les affiftants , quoiqu'elle les connût ;
enfin elle fe leva & mit les pieds dans un demi-
bain tiede qui l'appaifa ; au bout d'une heure
de bain , elle revint fans favoir ce qui s'étoit paffé ,
croyant avoir fait un long & profond fommeil ,
fe plaignant de foibleffe & d'un froid réel qui
la fit touffer , & elle rentra dans fon lit ; le pouls ,

(*c*) J'ai rencontré plufieurs malades que l'*opium* a agité ,
échauffé , au lieu de les calmer; mais je n'ai vu que trois
femmes peu colorées , d'un tempérament phlegmatique la
chacune , qu'il ait fait vomir. J'ai remarqué que cet effet
fut d'autant plus prompt , que leur eftomac étoit plus chargé
de glaires ; de forte que je ferois tenté de purger ou faire
vomir une perfonne qui éprouveroit des naufées ou des vomiffements par l'ufage de l'opium , pourvu qu'aucun obfta-
cle , aucune contr'indication ne s'y oppofât d'ailleurs.

(*d*) Fievr. Peftilent. Ed. Franc. pag. 94 & fuiv. & p. 238 , n. 6.

pendant le tranſport, étoit dur, agité, ſans mouvements convulſifs; pendant le bain, il ſe rallentit
peu à peu, & à meſure que les rougeurs de la
face tomboient; ce tranſport procura deux ſelles
liées & copieuſes à l'inſu de la malade; le reſte
du jour & la nuit ſuivante, elle fut tranquille
& en moiteur.

Le 14, à ſept heures du matin, même tranſport, moins violent, mais plus long; elle reſta
demi-heure levée, après quoi elle eut des alternatives de rêve, d'aſſoupiſſement, de tranquillité,
de foibleſſe & de malaiſe, juſqu'à trois heures
après midi; le pouls étoit mou, vuide, foible;
la peau flaſque, tiede, humide, de ſorte que je
craignis de perdre ma malade dans un troiſieme
accès.

Quoique les fievres d'accès ſoient preſque inconnues ici, quoique je n'euſſe obſervé aucun
froid univerſel ni particulier chez cette femme,
& que je n'euſſe d'autre indication que le ſecond
tranſport, la crainte de la perdre fit que je n'héſitai
pas d'avoir recours au kinkina. J'en donnai deux
gros en ſubſtance à trois heures & demie dans
du ſirop de capillaire; le pouls fut au bout d'une
heure plus ferme, la peau plus échauffée, le viſage
plus coloré d'un moment à l'autre. Elle éprouva
alors des froids paſſagers ſans friſſons. Six heures
après, je donnai un gros & demi du même remede;
les urines furent claires, abondantes, laiteuſes,
ſans ſédiment (*e*), pendant la nuit; le pouls fut

(*e*) Je n'entreprendrai aucune explication des ſymptomes
de cette terrible maladie. Je me contente de les rapporter
le plus briévement qu'il m'eſt poſſible. J'ai obſervé au commencement que cette femme étoit nourrice, & que j'écrivois
ſur une fievre maligne pétéchiale, peſtilentielle, ordinairement ſans criſe apparente, &c. Le tempérament des malades, & les jours où les ſymptomes ont paru ſe développer ſucceſſivement, joints à ces obſervations générales, peuvent ouvrir l'entrée de ce labyrinthe à des praticiens plus
inſtruits & plus exercés que moi dans l'hiſtoire des maladies.

ferme & la respiration plus fréquente ; une toux
importune amena quelques crachats tenaces sur
la fin de la nuit (*f*).

Le 15, à huit heures du matin, le pouls fut plus
lent ; je donnai un demi-gros de kina ; la journée
fut bonne, sans transport, mais avec quelques
sueurs précordiales. Le soir, je donnai une cueillerée
toutes les trois heures d'une potion faite avec une
livre d'une forte décoction de kina, trois grains
de camphre, & trente gouttes de liqueur d'Hoffm. ;
elle dormit un peu.

Le 16, M. Laugier administra un purgatif avec
les follicules, la manne, le sel d'Epsom, lequel
opéra prodigieusement sept à huit fois ; la nuit
fut bonne, mais peu de sommeil.

Le 17, sueurs alternatives, pouls lent & mou ;
les pétéchies qui avoient paru le 12, n'avoient pas
augmenté, mais elles étoient mêlées avec des
phlictenes très-petites, transparentes, que les praticiens appellent *sudamina*, & de quelques grains
de pourpre peu élevés. Je prescrivis la serpentaire
de Virginie avec le vinaigre en tisane.

Le 18 à minuit, parut le crachement de sang,
qui dura près de vingt heures. Julep avec deux
onces de crême de riz, autant de vinaigre & de
sirop de capillaire, & une once de décoction de
serpentaire de Virginie, pour en prendre deux
cueillerées de trois en trois heures ; tous les breu-
vages & potions furent acidulés ; le soir, elle prit
deux lavements qui firent l'effet qu'on en attendoit.

Le 19, sueurs partielles, fatigantes, pouls petit,

(*f*) Effet dû au kina, qui, à cette dose, devroit porter
sur la poitrine, mais qui présente un problème par l'état de
colliquation putride, qui paroissoit sensible dans le sang,
tandis que les bronches expectoroient une humeur gluante
& visqueuse. Seroit-il possible que la putridité existât dans
les vaisseaux, dans les premieres voies, ou dans quelque
organe séparément, sans intéresser le système général, comme les anciens l'ont cru ?

foible. Lavement le foir, kina demi-gros dans une portion cordiale.

Le 20, purgation avec du féné, la rhubarbe, la crême de tartre & la manne, qui opéra deux fois copieufement ; le foir, liqueur d'Hoffm. dix gouttes dans un verre de limonade. Elle dormit peu, & fit une felle pendant la nuit.

Le 21, fueurs partielles, rougeurs à la face ; les forces étoient épuifées, mais les pétéchies n'a-voient pas augmenté ; pouls mou, foible. Kina demi-gros, thériaque trente grains, liq. d'Hoffm. dix gouttes, décoction de ferpentaire de Virginie acidulée, avec l'acide vitriolique.

Le 22, pouls tranquille, peu de fievre, vifage ferein ; le *fufpenfum* des urines fut fenfible, lié & blanc. Je permis un peu de gelée de grofeilles.

Le 23, pouls fans fievre, fueurs prefque infen-fibles. Rhubarbe demi-gros, kina autant dans du firop de limon.

Le 24, un peu de bifcuit ; kina & rhubarbe le foir, qui procurerent une felle.

Le 25, pouls plus fréquent & plus développé, fans fievre ni chaleur.

Le 26, pouls tranquille, bras plus maigres, plus affaiffés ; ce qui m'indiqua que les folides avoient repris leurs forces toniques. Je permis d'augmenter les crêmes de riz qui faifoient la feule nourriture depuis huit jours, & laiffai la ferpentaire & les acides qui commençoient à ennuyer la malade ; je permis auffi deux cueillerées de vin tous les jours ; & elle entra en convalefcence.

Les 31 & 32, elle eut la langue noire, la priva-tion du vin remédia à cet accident ; elle com-mença à fe tenir une heure hors du lit.

Le 34, la langue fut naturelle ; la malade eut deux felles copieufes.

Le 50, elle étoit rétablie, ayant repris fon em-bonpoint après avoir mangé prodigieufement ; elle

fut

fut toujours bien depuis lors, & commença à
fortir, quoiqu'une milliaire rouge, nombreufe,
mais bénigne, ait occupé fucceffivement toute la
furface du corps, & fait tomber tout l'épiderme
par écailles pendant plus de quarante-cinq jours
après; les avant-bras fur-tout en étoient tout
rouges, & cela n'empêchoit pas la malade d'avoir
bon appétit, de reprendre des forces chaque jour.
Enfin,comme la milliaire commençoit à difparoître,
cette perfonne fut attaquée du rhume qui régnoit
au mois de mars dans le pays ; mais il fut chez elle
des moins violents ; elle eut une extinction de
voix pendant quelques jours, la milliaire continuoit, mais la malade avoit alors repris fes forces
& fon embonpoint.

XXIVe *Obfervation. Janvier.* Champfaur.

Un homme robufte, âgé de trente-huit ans,
après des travaux, des veilles, des foins pour
fervir fa femme & d'autres malades de fa famille,
éprouva des douleurs de reins, des dégoûts, des
maux de tête, &c. ; je lui prefcrivis une tifane
laxative avec les pruneaux & le miel.

Le 2, tart. ftib. 2 grains, poudre fébrifug. purgat.
de M. de Laffone, 10 grains, précédés de 4 grains
de mercure doux, trois heures auparavant ; il vomit
trois fois, & fut quatre fois à la felle, fe trouva
foible & abattu ; les déjections étoient féreufes &
crues, il rendit peu de bile : le mal de tête fut
très-violent.

Le 3, pédiluve, tifane laxative acidulée avec
l'épine-vinette ; la fievre fut très-forte le foir, & la
langue très-chargée ; le malade ne pouvoit déjà
fortir hors du lit.

Le 4, la langue étoit fale, noirâtre, la douleur
de tête fe porta du côté gauche & fut très-violente.
Bain de pieds, dans lequel il ne put refter que

K

demi-heure à caufe de la foibleffe ; j'ajoutai la ferpentaire de Virginie aux tifanes acidules.

Le 5, il fut moins mal & fit une felle, le pouls fut plus mou, le mal de tête plus fupportable ; je mis trois gros de fel d'Epfom dans une bouteille de tifane d'épine-vinette, qu'il prit pendant la nuit.

Le 6, il avoit dormi & fait une felle copieufe, la langue étoit toujours noirâtre, très-chargée, mais plus humide ; je mis 3 grains de tart. ftib. dans la même tifane, dont il prit deux verres, il eut quelques naufées fans évacuation ; à midi, le ventre étoit dur, embarraffé, avec des grouillements & un mal-être étonnant ; les felles parurent enfin, il en fit quatre copieufes qui l'abattirent entiérement, & lui enleverent le refte de fes forces & le courage. Trois ou quatre felles féreufes, verdâtres, moins copieufes, fuivirent les premieres. Le malade fut pâle & déconcerté ; le pouls étoit mou & foible, fans être lent, la tête parut libre. Je mis une cuillerée de vin rouge, 20 grains de thériaque, 10 gouttes de liqueur d'Hoffman dans un demi-verre de décoction d'écorce de citron. Cette potion procura un peu de tranquillité, le vifage reprit fa couleur & fes traits, & le pouls fa confiftance ; jufqu'ici, les urines furent très-rouges, devenoient troubles, blanches, *jumenteufes*, & très-chargées par le refroidiffement.

Le 7, le malade qui jufqu'alors avoit eu le pouls affez fort pour me faire regretter de n'avoir pas adminiftré la faignée au commencement, fut fi foible qu'il fallut lui lever la tête pour qu'il pût prendre fon bouillon.

Le 8, la langue fut très-noire, diarrhée verte d'une infection horrible, aucune boiffon chaude ne put paffer ; le gofier étoit fi refferré par le fpafme & par la foibleffe, que le malade ne pouvoit avaler que deux ou trois pleines cuillers de bouillon ou d'eau toutes les demi-heures. Il eut un tranfport pendant la nuit.

Le 9, le visage fut plus rouge, & la déglutition fut rétablie.

Le 10, urines très-rouges, langue noire, pouls bon, selles plus liées, moins fréquentes (porracées d'un verd très-foncé), presque noires.

Le 11, il laissa aller dans son lit beaucoup de matieres noirâtres, dormit & fut tranquille, mais plus foible; la fievre fut moins violente, ainsi que la soif, & la langue moins noire.

Le 12, il évacua comme le jour précédent, pouls plus foible, urines très-claires; il dormit bien.

Le 13, langue moins chargée, urines rousseâtres.

Le 14, de même.

Le 15, la fievre fut diminuée.

Le 16, selles noires très-liées.

Les 17 & 18, langue plus nette, urines claires.

Le 19, peu de fievre, urines de même; il commença à moucher, il prit une once de pain dans son bouillon.

Les 20, 21, 22, 23, 24, 25 & 26, il cracha quelque peu de sang qui ne venoit que de l'arriere-bouche; la maladie ne fit pas de progrès sensibles, la langue fut vermeille, mais seche; j'observai quelques pétéchies sur la poitrine, il ne parut aucune selle.

Le 27, rhubarbe 36 grains, crême de tartre 18 grains dans du sirop, il fit une très-petite selle; potion avec l'huile d'amandes, sirop de capillaire acidulée avec l'esprit de vitriol.

Le 28, un peu de fievre, selle plus copieuse, le crachement de sang cessa; il eut moins de fievre & moins de foiblesse; la diarrhée continua, elle étoit séreuse & verdâtre. Le malade étoit presque sans fievre, sans crise apparente, & son état sembloit avoir une tendance à dégénerer en maladie chronique.

Les 29, 30 & 31, le malade prit une forte décoction d'arnica (2 gros de feuilles & fleurs sur

une livre d'eau., felon la méthode de M. Collin),
édulcorée avec du firop de capillaire, à la dofe
de 3 onces, deux fois par jour; ce remede fit
tranfpirer, humeéta la langue; les urines qui étoient
claires depuis plus de trois femaines, furent rouffeâtres le 29, & dépoferent un nuage rouge qui fut
blanc le lendemain, & fe précipita en fédiment de
même couleur, mais léger; le troifieme jour ou
le 31, le malade fut mieux & refufa de continuer
ce remede. La fievre dura encore pendant cinq
à fix jours, diminuant chaque jour; je la crus
falutaire & critique, quoique les urines fuffent fans
fédiment depuis l'interruption de l'arnica.

Le 38, le remede fut repris, & produifit le même
effet le 39 & le 40 fur les urines.

Le 41, peu de foif, point de fievre, peu de
fédiment dans les urines, peau douce, fommeil
tranquille; le malade commença à manger.

Le 48, un peu de fievre; rhub. & crême de
tartre, comme deffus; ce qui procura une petite felle.

Le 51, deux fortes felles, fuivies de diarrhée,
l'après dînée; diette pendant vingt-quatre heures.
Le malade fe trouva mieux & entra en convalefcence; mais il ne fut rétabli qu'au bout d'un mois,
c'eft-à-dire le 81 de la maladie.

Nota. Cette obfervation préfente l'hiftoire de la
fievre maligne regnante, entée fur une fievre putride humorale ordinaire, c'eft-à-dire fur une fievre
aiguë, bien décrite par Quefnai fous le nom de
fievre critique. Cette derniere fut caraétérifée dès
les premiers jours, mais l'épidémie regnante,
jointe à l'accablement extrême du malade, nous
empêcha d'employer la faignée que le pouls fembloit exiger. Il femble même que cette fievre a
dominé jufqu'au 19.ᵉ de la maladie, qui fut bon,
mais bientôt fuivi du défordre & du défaut des
fecrétions, ainfi que des fymptomes acritiques
de nos fievres malignes. L'*arnica* nous parut un

remede avantageux pour opérer une espece de
coction desirée, dans un temps où la nature ne
paroissoit plus s'en occuper. Les bons effets que
ce remede produisit, furent marqués la derniere
fois comme la premiere; de sorte que si le malade
l'eût continué, nous avons lieu de croire qu'il
auroit été guéri le 35.ᵉ au lieu du 41.ᵉ, eu égard à
l'intervalle de sept jours qui se passerent entre la
premiere & la derniere époque.

XXVe. Observation. Janvier. Champsaur.

Un jeune homme de vingt-quatre ans, bien
constitué, eut des préludes de fievre pendant
quatre jours; il se coucha ensuite sans frisson.
Diette, tisanes acidules & laxatives.

Le 2, il fut émétisé, rendit beaucoup de vers
& quatre selles; son pouls fut d'une foiblesse &
d'une profondeur extrêmes, jusqu'au cinq.

Le 6, le pouls se releva un peu, mais les
forces étoient abattues; il parut quelques pétéchies
presque imperceptibles sur la poitrine. Une tisane
aiguisée avec 2 gros de tartre stibié procura deux
selles.

Les 7 & 8, il fut très abattu, assoupi, sans
délire, le pouls d'une foiblesse singuliere.

Le 9, les bras parurent un peu maigris, &
les chairs, moins flasques, le pouls s'éleva un
peu ou fut moins concentré.

Les 10, 11, 12 & 13, le pouls se développa
un peu, il fut à la selle le 13, à l'aide de la
même tisane émétisée.

Le 14, les dents & les levres devinrent noires.

Les 15, 16 & 17, il fut très-foible & très-
mal. Potion avec la décoction de serpentaire de
Virginie, le citron & le camphre.

Le 18, un peu mieux; le 19, il demanda à
manger; le 20, il prit du riz, continua à manger, & il entra en convalescence.

K iij

Obf. Ce malade, quoique pâle & affez bien portant, guérit ainfi dans quinze jours de convalefcence, fans aucune crife ni moiteur fenfibles. Le pouls ne fe releva que lorfque les chairs reprirent leur confiftance, & le malade étoit tout fombre, fans volonté, fans gaieté, & paroiffoit être imbécille. Je n'eus pas recours aux véficatoires, parce que le malade étoit couché dans une écurie, qu'il étoit mal foigné, & que les fymptomes de fa maladie ne furent pas des plus violents.

XXVIe. Obfervation. Janvier.

UN Garçon de vingt-neuf ans, fort robufte, bien conftitué, eut des alternatives de fievre & de douleurs vagues, pendant plus de quinze jours ; fon pouls étoit mou, dilaté, plein, élevé, de ceux que l'on appelle pouls fupérieurs. Il fut d'abord faigné ; on lui tira 10 onces de fang vermeil, bien conditionné, avec un peu de croûte inflammatoire ; il fe trouva mieux, continua à fe lever, & ne voulut prendre aucun remede, ni obferver aucun régime ; au bout de 15 jours, il vomit des vers fans aucun remede ; il tomba 4 jours après dans un affoupiffement carotique, & je fus appellé.

Le pouls étoit bon, fouple, élevé, fupérieur comme auparavant. J'employai les tifanes acidules, émétifées, qui évacuerent beaucoup de matieres porracées, fort tenaces ; les urines étoient chargées ; j'appliquai les véficatoires fur les deux jambes, & fucceffivement fur les moignons de l'épaule : il avoit de larges pétéchies violettes & irrégulieres ; j'employai la ferpentaire & le camphre en potion, &c. Les véficatoires donnerent beaucoup, les felles coulerent toujours, le pouls s'affoiblit, mais le malade périt dans cet état au bout de quinze jours, fans revenir à lui même.

XXVIIe. Obfervation. Champfaur.

LA fœur du malade précédent, âgée de trente-un

ans, bien réglée, robuste, & bien constituée, le
servit pendant la durée de sa maladie. Elle fut
prise d'un vomissement violent, précédé de douleurs de tête ; ces accidents revinrent avec plus
de violence trois jours après, & elle vomit une
quantité prodigieuse de bile jaune & verte, & en
fit aussi par le bas, sans autre remede que l'eau
tiede & la diette. Je prescrivis alors la tisane
d'épine-vinette ; les sueurs parurent pendant la
nuit suivante & le lendemain, avec une violence
telle que la malade mouilla trois chemises, ses
draps & sa paillasse ; le même jour, elle fut cou-
verte de pétéchies ; la nuit suivante, elle eut un
profond sommeil, elle observa un peu de diette le
lendemain, & elle se trouva guérie.

Cette observation présente le cas le plus simple
que nous ayions rencontré ; je ne doute cependant
pas que cette malade n'eût contracté l'épidémie ;
la peine qu'elle s'étoit donnée pour son frere &
les pétéchies en étoient des preuves ; mais tous
les sujets n'ont pas eu autant de bonheur : néanmoins cette observation & ce qui s'est passé à
notre égard relativement aux pétéchies, prouve
bien que cette éruption en elle-même ne signifie
pas grand chose, & que le danger qui l'accom-
pagne ordinairement, dépend de la complication
des autres maladies, ou de la disposition des sujets.

XXVIIe. *Observation. Janvier.*

UNE servante, âgée de 30 ans, ayant des couleurs
vives, bien creusée par la petite vérole (*g*),

(*g*) Nous avons observé ailleurs, dans le cours de cet
ouvrage, que les personnes mal traitées par la petite vérole, nous paroissoient avoir les humeurs plus disposées
à la putridité. Celle ci semble prouver le contraire par la
régularité & le peu de durée de sa maladie ; mais il faut
observer que les tempéraments changent souvent avec l'âge ;
& c'est ce qui nous paroit être arrivé à cette fille, car elle
est aussi saine qu'elle l'étoit peu dans sa jeunesse.

après des veilles & des fatigues pour ſervir les malades, eut des douleurs de tête, des maux de reins, &c. ; à l'époque qu'elle attendoit ſes regles, elle tomba malade. Je preſcrivis les demi-bains, & l'émétique le lendemain, lequel opéra bien ; les jours ſuivants, elle fit uſage de tiſanes acidules ; les pétéchies parurent le quatrieme, & furent peu nombreuſes ; les regles parurent au bout de huit jours, elles furent conſidérables & critiques, relativement à la maladie qui finit avec elles, & ne récidiva pas. Ce ſujet avoit auſſi pris la fievre par contagion.

XXIX.e Obſervation. Même époque. Champ.

UNE fille de dix-huit ans, ſœur de la précédente, bien conſtituée, avec un teint bien coloré, tomba malade en ſervant dans la même maiſon. A des envies de vomir ſuccéda une fievre très-violente, ſuivie de ſueurs. Tiſane avec les pruneaux & le miel.

Le 3, emetico-catartique, qui n'opéra qu'une fois par le bas.

Le 4, elle avoit des pétéchies très-petites & en très-grand nombre.

Le 5, ſueurs copieuſes ; j'ajoutai la ſerpentaire à la tiſane d'épine-vinette

Le 6, ſueurs moins fortes, pouls dilaté, ſupérieur.

Le 7, point de ſueur, pouls très-fréquent, peu élevé.

Le 8 & le 9, peau feche, pouls de même, urines claires.

Le 10, urines très-rouges.

Le 11, peau feche, pouls dur, convulſif, langue noire, tremblante, ne pouvant la tirer ſur les levres ; deux felles naturelles & copieuſes ; la fievre ſe ſoutint juſqu'au 22.

Le 23, la fievre diminua conſidérablement,

Le 24, elle fut purgée, & le lendemain elle commença à manger, entra en convalescence & se rétablit en 15 jours, c'est-à-dire, le 38.ᵉ de la maladie.

XXXe. Observation. Même époque. Champ.

Une fille de trente-quatre ans, incommodée d'une jambe, d'ailleurs assez robuste; après trois nuits de veilles, prit une rougeur érésipelateuse à sa jambe saine; le lendemain elle prit la fievre; le repos du lit avoit guéri la jambe sans remede; les pétéchies parurent le 3.ᵉ jour; cela ne m'empêcha pas d'administrer l'émétique qui opéra bien; la maladie parut terminée le 11.ᵉ jour, à l'aide du repos, des tisanes acidules, du régime, & de la diarrhée.

Le 12, la langue devint chargée, & la diarrhée cessa.

Le 15, rhub., demi-gros; aq. alba, 4 grains; poudre fébrifuge de M. de Lassone, 10 grains; ce remede agit six fois par le bas, & la fit vomir une fois: elle observa ce régime, & se rétablit au bout d'un mois.

XXXIe. Observation. Même époque. Champ.

Un homme de trente ans, rousseau, bien coloré, robuste, gros mangeur, tomba malade presque subitement.

Le 2, tisane de pruneaux émétisée, laquelle excita quelques nausées, & purgea copieusement par le bas; les jours suivants jusqu'au 12, il fut tenu aux crêmes d'orge, mêlées avec autant de bouillon bien dégraissé, à une tisane de pruneaux miellée, à celle d'épine-vinette, aiguisées l'une & l'autre avec 3 grains de kermès mineral sur chaque pinte.

De grosses pétéchies larges, violettes, irrégulieres, fur la poitrine, les bras, les jambes, le dos, &c. parurent le 6.ᵉ jour, & ne difparurent que le 18.ᵉ; le malade fit régulierement deux felles par jour, jufqu'au 15, & une feulement les jours fuivants.

Le 16, je permis un peu de crême plus liée, & je retranchai les pruneaux, pour m'en tenir à la tifane d'épine-vinette miellée.

Le 21, le malade étoit prefque fans fievre, & je lui permis de manger; il entra alors en convalefcence, laquelle fut très-longue, & ne fe termina qu'au bout de deux mois.

Ce malade eft, de tous ceux que j'ai vus, celui qui a parcouru toutes les époques de cette fievre, fans courir aucun danger marqué; il faifoit deux, trois, même quatre felles les premiers jours, & enfuite deux, fans effort, ni coliques, ni foibleffe; les matieres furent jaunes, liées & jamais vertes; les urines furent moins chargées que celles des autres malades, le pouls fut fouvent *dicrote* dans le commencement, mais il ne parut jamais d'hémorragie ni de crife fenfible.

XXXIIe. *Obfervation.* Champfaur.

Un homme de trente-huit ans, maigre, d'ailleurs bien conftitué, quoiqu'un peu épuifé par le manque de facultés, tomba malade après plufieurs jours de fatigue & de douleurs vagues; la tifane émétifée, au commencement, l'évacua par les felles; la tifane d'épine-vinette fut continuée. La langue étoit feche, nette, vermeille, avec des mouvements convulfifs & des foubrefauts dans les tendons. Ces fymptomes céderent à une potion camphrée & nitrée; la maladie dura un mois; le malade demanda à manger, & fe rétablit fans aucune crife apparente, fans même avoir la peau ni la langue humectées; enfin fans que je me fuffe apperçu d'aucun mieux être, excepté la ceſſation des mouvements convulſifs ; le pouls paſſa de l'état convulſif à celui de foibleſſe, de ſorte que je craignois quelque rechûte ; cependant le malade ſe rétablit contre toute apparence, & il ſemble que le peu de reſſources qu'il a eu, la diette forcée, le manque d'aliments ont été des moyens pour hâter ſa convaleſcence & ſon rétabliſſement.

XXXIIIe. Obſervation. Janvier. Champ.

UNE femme bilieuſe, âgée de trente-trois ans, pâle, mais robuſte, creuſée de petite vérole, copieuſement réglée, nourriſſant un enfant de quinze mois, eut des maux de reins, des douleurs vagues pendant quinze jours, & éprouva un violent friſſon, après un travail forcé, qui ſe diſſipa & laiſſa la malade fébrile ; au bout de dix jours, elle ſe coucha ſans friſſon. Le pouls étoit très-petit & très-concentré ; je fus appellé le même jour.

Le 2, tiſane purgative avec les pruneaux, le ſéné, & le ſel végétal ; elle évacua par le bas, pouls petit, mais plus développé.

Le 3, elle fut très-inquiette, avec froid aux extrémités, douleurs au dos, au creux de l'eſtomac, qui céderent en partie à des ſueurs imparfaites, à demi-froides. Pouls très-petit, preſque vermiculaire, mais régulier.

Le 4, elle fut mieux, & ſe leva trois heures.

Le 5, elle eut un froid imparfait, pouls petit, lent, urines troubles, nuage brun.

Le 6, tiſane avec la racine d'impératoire, un ſcrupule, dans une bouteille d'eau, ce qui procura un peu de tranſpiration ; pouls petit.

Le 7, même friſſon ; tiſane d'impératoire continuée ; pouls & urines de même.

Le 8, kina, 1 gros ; liqueur d'Hoffman, 24 gouttes ; elle fut bien, & le froid ne parut pas,

Le foir, tifane avec l'arnica, quelques gouttes de diffolution de camphre, & 10 gouttes de liqueur d'Hoffman ; cette potion procura des anxiétés, des naufées, après quoi la nuit fut affez bonne ; les urines eurent un nuage briquetté.

Le 9, le froid vint à midi & dura jufqu'au lendemain ; elle fut très-mal : je donnai le foir un peu de vin ; pendant le temps d'un demi-bain, la tête fut libre ; mais elle fouffrit des chaleurs à la région épigaftrique, interrompues par des foibleffes paffageres, & par des froids aux extrêmités, qui me rappellerent les defcriptions que les anciens ont donné des fievres lypiries (*h*). Le pouls étoit foible, mou, lent, & le bras mouillé par des fueurs froides ; les urines eurent un *fufpenfum* blanchâtre.

Le 10, kina, 2 gros ; liqueur d'Hoffman, 12 gouttes ; diffolution camphrée, 8 gouttes ; ce remede n'ayant fait aucune fenfation, je prefcrivis 1 gros de kina, demi-gros de rhubarbe, & 8 gouttes de liqueur minerale fix heures après ; la nuit fe paffa avec des angoiffes & des fueurs froides ; je fis faire des frictions avec des linges chauds fur les extrêmités ; le fecond bouillon que la malade prit après le dernier remede, la fit un peu vomir ; ce qui fut occafionné par le camphre qui lui répugnoit beaucoup.

Le 11 au matin, il parut deux felles brufques, bilieufes, liées, d'une très-mauvaife odeur ; la langue fut toujours belle comme à l'ordinaire ; elle fe plaignit de douleurs fourdes dans le bas-ventre, & d'un point de côté fous les fauffes côtes du côté droit ; le foie parut être en bon état, ainfi que tous les vifceres, & la malade ne fouffroit point par la preffion que l'on faifoit

(*h*) *Gorr, definit. med.* 263. *Caftel. lexicon.* 452. *Galen. comm. in aph. IV.* 48.

dans l'examen de leurs différentes régions ; des chaleurs très-vives le long de l'épine du dos, douleurs à la tête , froid des jambes , infensibilité à la jambe droite , douleurs aux orteils & au bras gauche ; les fueurs froides & une foif inextinguible , fuccéderent à ces premieres douleurs. Le pouls étoit petit , lent & profond ; cet accès diminua un peu l'après midi ; & fur le foir à fix heures je donnai demi-gros de kina , autant de rhubarbe & 12 gouttes de liqueur d'Hoffman ; à dix heures le pouls fut élevé & fievreux ; la nuit fut bonne , elle dormit & fit trois felles le matin.

Le 12, elle étoit fans fueur , avec un refte de douleur dans le bas-ventre , & quelques bouffées de chaleurs paffageres. Le pouls etoit lent & très-petit : kina 36 gr. rhub. 24 gr. gouttes d'Hoffman, n. 10. Le foir elle fut mieux, ainfi que le lendemain.

Le 14 au matin , angoiffes , foibleffes, vomiffe-ment. Sur le foir , je donnai 24 gr. de rhub. 12 gr. d'yeux d'écreviffes préparés , & 8 gouttes de liq. d'Hoffm. Elle vomit un bouillon qu'elle prit quatre heures après , quoiqu'elle eût bu auparavant ; après quoi , elle paffa une nuit tranquille.

Le 15 , tifane laxative , avec deux onces de ta-marin, 3 gr. de féné , autant de fel de Glauber , dans trois livres d'eau. Elle fit deux petites felles féreufes.

Le 16, elle fut plus malade. Le 17 , bien foible, fans douleurs & fans froid marqué. Le 18 , très-mal à caufe de fes douleurs au dos.

Le 19, purg. avec trois gros de follicules , deux onces de manne & deux gros de fel d'Epfon ; ce qu'elle vomit demi-heure après. Je donnai à midi quelques gouttes d'Hoffman, pour calmer les agi-tations : le foir , elle eut une felle.

Le 20 , pouls foible , fans fievre. Kina, un gros, avec autant de rhub. Les jours fuivants , elle fut mieux & fans fievre.

Le 23, elle commença à manger ; elle fut mieux & entra en convaleſcence, & fut bien pendant douze jours.

Le 36, elle eut un accès de fievre précédé de quelques friſſons irréguliers.

Les 38 & 40, autre accès. Le 41, Kina 1 gros, rhubarbe demi-gros, crême de tartre 15 grains. Le 42, point de fievre, il vint quelques gouttes de ſang par le nez ; les regles parurent le lendemain, quoique le pouls eût été des plus concentrés pendant les deux jours précédents.

Le 50, elle eut une nouvelle rechûte ; je preſcrivis des apozemes amers, avec le ſel d'Epſon, la gentiane & le ſel armoniac, pendant trois jours ; ce qui procura une ſelle par jour & un peu d'appétit. Les jours ſuivants, je fis faire des apozemes avec la gentiane, le ſel d'Epſon & un gros de racine d'anthora, ſur quatre livres d'eau pour quatre jours.

Le 69, elle eut encore une rechûte ; des douleurs au dos, des froids irréguliers qui augmentoient lorſqu'elle prenoit quelque peu d'aliments. Je la mis à l'uſage des apozemes avec l'*arnica* & la racine de chicorée amere pendant huit jours. Ce remede réitéré autant de fois qu'il fut néceſſaire, auquel je joignois un peu de ſel d'Epſon ou de ſel végétal, lorſque le ventre devenoit trop pareſſeux, diſſipa enfin ces douleurs rebelles qui ſe portoient le long des vertebres depuis les lombes juſqu'aux omoplates. La malade ne fut tranquille qu'au bout de trois mois entiers de maladie, & elle ne put ſortir que quinze jours après, c'eſt-à-dire au bout de trois mois & demi.

Les pétéchies, la milliaire blanche & rouge, & pluſieurs autres éruptions cutanées, parurent de temps en temps pendant le cours de cette longue maladie ; mais je n'ai pas obſervé qu'elles aient influé ſur la fievre ni ſur le caractere de la maladie ; je n'ai ſoupçonné aucun vice ſcorbutique ni autre

altération particuliere dans les humeurs ; j'ai regardé cette maladie comme une fievre maligne
anomale , compliquée avec une intermittente maligne , tierce, lipyrie , mais toujours irréguliere,
& fi mafquée qu'il a fallu la foupçonner par fes
accès anomales, fans friffons & fans heures réglées.
Le *kina* mêlé aux purgatifs , les antifpafmodiques,
les apozemes amers & purgatifs , font les remedes
qui nous ont paru avoir des fuccès marqués , ainfi
que nous l'avons obfervé dans les différents détails
du traitement.

XXXIVe Obfervation. Janvier. Champfaur.

Un jeune homme de trente-cinq ans , bien conftitué , étoit au treizieme jour d'une fievre continue
maligne , accompagnée de crachements de fang ,
de proftration de forces , de délire pendant la
nuit , &c. ; fa mere étoit malade , & fon pere
venoit de mourir le neuvieme de la même maladie.
Tifane de tamarins avec le fruit d'épine-vinette.

Le 14, il fut mieux ; purgat. avec 2 gros de
féné , 2 onces de manne & 4 grains de kermès
minéral , qui opéra très-bien , fit ceffer le crachement de fang & les autres fymptomes , & laiffa la
peau dans une douce moiteur. Je fis continuer
la tifane d'épine-vinette avec le kermès. La fievre
ceffa , le malade fut convalefcent le 18 , & il fut
rétabli le 30.

XXXVe Obfervation. Janvier.

La mere de ce malade , âgée de cinquante-quatre
ans, ufa d'une tifane antifpafmodique & antipu-
tride , faite avec l'infufion des fleurs d'arnica & de
camomille ; le foir elle prit la liqueur d'Hoffman,
& elle fe rétablit en peu de jours.

XXXVIe Obfervation. Janvier. Champfaur.

Un jeune homme pâle , mais bien conftitué ,

âgé de quinze ans, étoit dans un assoupissement léthargique, ne faisant que balbutier quelques mots depuis cinq jours, c'étoit le 24.ᵉ de sa maladie; il avoit des sueurs tiedes, précordiales, les jambes froides, mais le pouls avoit encore un peu de consistance. J'appliquai un vésicatoire à chaque jambe, & l'instant après je fis prendre une potion composée de 2 grains de camphre, 6 grains de nitre & 3 grains de kermès minéral dans la tisane ordinaire. Cette potion, après avoir occasionné la rougeur de la face, augmenté les sueurs, fit évacuer le même jour quantité de matieres blanchâtres, tenaces comme de la colle. Les vésicatoires donnerent le lendemain; la potion fut répétée, & j'y ajoutai quelques gouttes d'essence d'absynthe; elle produisit les mêmes effets & les mêmes changements. Dès ce moment, je pris un peu d'espérance; cependant le malade ne commença à se reconnoître que cinq jours après, c'est-à-dire le 30; il fut mieux de jour en jour, & entra en convalescence le 45.ᵉ, mais il ne fut rétabli qu'au bout de trois mois; encore resta-t-il foible, sombre, taciturne.

XXXVIIe. *Observ. Janv. vers la fin.* Ch.

Le frere de ce malade, âgé de 25 ans, traînoit depuis huit jours, avec des douleurs vagues, une insomnie & un mal-aise continuels; il gardoit la chambre & souvent le lit. Le pouls étoit plein, & le sujet robuste. Je lui fis une saignée de douze onces. Le sang fut tenace & très-inflammatoire. Le lendemain, je le purgeai avec six grains d'aq. alba, deux gr. de tart. stib. dans de l'eau de casse. Il vomit trois fois, & fit trois selles & point de vers. Son mal de tête diminua, il se trouva mieux, ne s'alita pas, mais il languit dans cet état plus d'un mois; de sorte qu'il parut essuyer l'épidémie sans s'aliter.

Les fievres regnantes quitterent leur caractere

de

de putridité vers le commencement de février. Le froid avoit néanmoins été violent depuis le 18 janvier ; il fallut peut-être cet intervalle, pour qu'il pût opérer ce changement favorable dans les humeurs, capable de s'oppofer à leur diffolution, & de réfifter aux impreffions des miafmes que répandoient ces maladies.

XXXVIII. *Obfervat. Février.* Champfaur.

Un jeune homme robufte, phlegmatico-fanguin, âgé de vingt-huit ans, ayant fervi pendant un mois dans une maifon où fe trouvoient plufieurs perfonnes très-affligées de l'épidémie, tomba malade, la langue fut feche, le pouls bon, & les fueurs fe déclarerent le deuxieme jour. Je prefcrivis une tifane faite avec *l'arnica*, la ferpentaire de Virginie & le miel.

Le 5, la langue fut humectée & blanchâtre, quelques pétéchies d'un rouge vif, parurent fur les bras & fur la poitrine ; le malade eut des grouillements dans le ventre.

Le 6, purg. avec une once de manne & 12 grains de poudre fébrifuge des boîtes de M. de Laffone ; elle ne procura qu'une felle. Je prefcrivis alors la tifane d'épine-vinette avec les tamarins, qui procura ordinairement une felle en vingt-quatre heures durant trois jours.

Le 9, le malade fe trouva mieux, & mangea quelques pruneaux, du fruit, un peu de pain, jufqu'au 20.

Le 21, le ventre étoit gros, la peau feche, le corps maigre & défait, la fievre médiocre, mais les forces & le courage étoient très-abattus.

Le 22, je mis 4 grains de tart. ftib. dans une bouteille de tifane de tamarins nitrée ; ce qui évacua beaucoup de bile jaune & de férofités. Le lendemain il fut mieux, & il entra dans une longue convalefcence qui dura plus d'un mois.

L

XXXIX. Obſervation. Février.

Une femme robuſte , quoiqu'ayant un peu de vice dans les humeurs , & ayant un dépôt ouveit ſur la cuiſſe, nourrice d'un enfant de quinze mois , tomba malade en ſervant ſa belle-ſœur, attaquée de fievre maligne.

Les quatre premiers jours elle but beaucoup de tiſane de pruneaux.

Le 5, aquil. alba 10 grains , ſemen-contra 12 grains ; ce qui évacua prodigieuſement par haut & par bas , & fit rendre dix-huit vers.

. Le 6 & le 7 , elle ne fut pas mieux , la fievre étoit forte , le viſage allumé , les urines troubles , la langue ſale , le viſage & les chairs ſe ſoutenoient.

Le 8 , la fievre diminua un peu , la bouche fut mauvaiſe , la ſoif moins forte.

Le 9 , rhub. un gros , crême de tartre 24 grains; ce remede procura deux fortes ſelles bilieuſes. Les jours ſuivants , la malade ſe ſoutint ; je fus obligé de la perdre de vue , elle ſe trouva mieux le 20 , & commença à manger.

Cette femme eut pendant ſa groſſeſſe précédente une ſciatique ſi violente , qu'elle ne put marcher pendant les trois derniers mois. Les ſuites des couches furent très-longues , & elle put marcher au bout de quarante-cinq jours. Elle nourrit ainſi ſon enfant jouiſſant d'une aſſez bonne ſanté , à part une géne conſidérable qui lui reſtoit à la hanche & qui la faiſoit boîter en marchant. Treize mois après ſon accouchement , je vis cette jambe malade , je trouvai un dépôt lent qui s'étoit formé ſur la partie ſupérieure des muſcles feſſiers , & qui occupoit les deux tiers de la face externe de l'os des iſles. Je me déterminai à l'ouvrir , il en ſortit deux livres de matieres ſéreuſes troubles , & un peu de pùs laiteux ſur la fin. L'ouverture ſuppura pendant deux mois en diminuant chaque jour. Elle ne donna prefque rien pendant les douze premiers jours de fa maladie épidémique. A cette époque, des férofités mal conditionnées reprirent leurs cours, & ont continué à couler pendant un mois & demi après la guérifon de la fievre.

XL. Obfervation. Février. Champfaur.

Une fille, âgée de trente-deux ans, réglée, étoit valétudinaire, fujette à des inflammations fréquentes des paupieres, & même à l'ophtalmie, par un vice héréditaire ; elle avoit un cautere à la cuiffe pour pallier cette acreté de la lymphe qui fe portoit fur fes yeux. Elle prit la fievre regnante qui fut précédée de quelques friffons. Je prefcrivis une tifane de pruneaux & de fleurs de fureau miellée : comme la maladie n'étoit pas bien caractérifée, je ne prefcrivis pas d'autre remede pendant les fix premiers jours ; la langue parut chargée, l'infomnie, le mal-aife, des douleurs vagues dans le bas-ventre, me déciderent à donner l'émétique le 7. Ce remede fit vomir quatre fois, les matieres étoient bilieufes, mêlées de glaires & de vers ; elle eut deux felles copieufes, auffi mêlées de vers.

Le 8, elle fut très-fatiguée, l'ophtalmie parut & le cautere étoit prefque fec, quoiqu'il donnât beaucoup pour l'ordinaire. Je prefcrivis une tifane de chiendent nitrée & une livre de petit-lait.

Le 9, je donnai 6 grains d'aq. alba, 12 grains de femen-contra dans un opiate ; la nuit fut bonne, & ce remede procura une felle fans vers. Les jours fuivants, elle fut mieux, & fut prefque rétablie au bout de trois femaines.

Ces deux dernieres obfervations font voir que les perfonnes qui ont un vice dans les humeurs & un émonctoire ouvert, ne font pas toujours exemptes des maladies épidémiques & peftilentielles; elles prouvent peut-être auffi, que fi les cauteres, les ulceres ouverts, ne font pas toujours des pré-

fervatifs sûrs contre ces maladies, ils ne font pas
moins des moyens très-avantageux pour modérer
la violence de leurs fymptomes & abréger leur
durée ordinaire.

XLIe. *Obferv.* Valgaudemar.

Un enfant du Valgaudemar, âgé de dix-huit
mois, qui n'étoit pas fevré, devint pâle, inquiet,
fouffrant, & perdit l'ufage de fes jambes. Je donnai quelques apéritifs & des vermifuges mêlés à
la rhubarbe. Il fe paffa deux mois fans que je le
viffe après l'ufage de ces remedes. Cet enfant devint altéré, les pieds, les jambes & les cuiffes devinrent enflées & œdématiées. Je fus appellé long-
temps après Je trouvai deux dépôts lents, qui oc-
cupoient plus des deux tiers de la circonférence
des deux cuiffes. Tout le tiffu cellulaire ne formoit
qu'un fac plein de pus. Leur volume égaloit prefque celui du tronc, de forte que les cuiffes auffi
larges que longues, préfentoient deux boules un
peu allongées & remplies de pus. La maigreur des
extrémités fupérieures, la bouffiffure du tronc, la
paleur extrême & l'affaiffement de la face, me
firent craindre des fuites facheufes. Je me décidai
à faire une incifion d'un pouce, fur la partie
moyenne, laterale, externe, & un peu poftérieure
de la cuiffe gauche; je vis fortir tout-à-la-fois
beaucoup de férofité, un pus laiteux très-blanc,
& quelques filets d'un fang noirâtre & décompofé.
Je n'achevai pas entiérement de vuider ce dépôt,
pour les raifons que je dirai plus bas. Le lendemain
je levai l'appareil, il en fortit encore près d'une
livre de pus mal conditionné; les téguments étoient
flafques & décolorés; la fievre étoit peu fenfible.
Les deux jours fuivants, les matieres diminuerent
confidérablement, les téguments reprirent leur
reffort en partie, & la fievre augmenta. Je me
propofois de n'ouvrir le côté oppofé que huit jours

apiès; mais la fievre survenue fit rougir la peau, &
je craignis l'abforbtion du pus dans la maffe des humeurs. Le cinquieme jour, je fis la même opération fur la cuiffe droite, dans le même endroit
à peu près où j'avois fait celle du côté gauche.
Les matieres furent les mêmes, mais en plus grande
quantité; de forte que j'en tirai plus de fix livres
de pus, le jour ou le lendemain de ces opérations; ce qui faifoit environ un cinquieme du poids
réel de tout le corps de cet enfant. Le pied &
la jambe diminuerent fubitement, les téguments
reprirent leur reffort comme la premiere fois, mais
deux jours plus tard, & la fievre fut plus forte.
Comme cet enfant n'étoit pas fevré, je fis peu
de remedes; on eut foin de lui préfenter de l'eau
de temps en temps, dans laquelle j'avois verfé
quelques gouttes d'eau vulnéraire, & un peu
d'infufion de kina à froid; la fievre diminua peu
à peu, & cette petite malade parut fe rétablir,
mais elle mourut quatre à cinq mois après.

J'avois eu occafion, une année auparavant, de
traiter une maladie femblable, chez une petite
fille du même âge, qui eft bien guérie. Les téguments fe font feulement collés aux mufcles dans
l'endroit des incifions, au nombre de deux, quoique
le dépôt ne fût que d'un feul côté.

J'ai également ouvert plufieurs dépôts lents,
à la fuite des fciatiques ou d'autres maladies,
en fuivant la même méthode chez les adultes,
& j'ai prefque toujours réuffi.

Un feul perit à la fuite de l'opération, foit
parce que fe croyant guéri tout-à-coup, il
voulut fortir le lendemain de l'ouverture du dépôt,
foit parce que le tempérament étoit ufé ou atteint
de quelque vice, comme c'eft l'ordinaire dans fem-
blables maladies. Le dépôt avoit tenu le malade
au lit & l'avoit perclus pendant neuf mois, employés à fon accroiffement & à fa formation; il

fuccéda à une fciatique pour laquelle on avoit
fait prendre les douches des eaux de la Mothe;
la toux furvint, les crachats devinrent purulents;
le marafme fuivit, & ni le kina, ni le lait, ni l'eau
de chaux, &c. ne purent s'oppofer à fes progrès,
de forte que le malade périt au bout de cinq
femaines.

J'ai rapporté ces obfervations, 1.° parce qu'elles
fe font préfentées dans le temps de notre épidémie;
2.° parce que j'ai cru & que je crois devoir
m'écarter en pareil cas, de la méthode ordinaire
de vuider les grands abcès par de larges ouvertures. Les praticiens ont remarqué depuis long-
temps, qu'il étoit dangereux de tirer tout à la fois
une grande quantité d'eau, contenue dans l'ab-
domen des hydropiques; c'eft d'après leurs obfervations, & d'après les remarques que j'ai faites
dans ma pratique, que j'ai cru pouvoir éviter
ou modérer ces foibleffes, ces grandes révolutions,
la fievre & les autres accidents qui fuivent toujours
les grandes évacuations, lorfqu'elles font brufques
& inconfidérées. Ce n'eft pas les humeurs ni les
matieres qu'on évacue qui affoibliffent, c'eft le
défordre introduit dans l'œconomie animale, par
le défaut d'équilibre entre fes parties; je n'ai pas
craint les fufées, les fiftules ni les caries, en pareil
cas; j'ai mieux aimé pratiquer des contr'ouvertures
ou d'autres opérations dans la fuite, que d'expofer
mon malade; je ne crains pas non plus d'infecter
le fang par la reforbtion du pus, que je laiffe
croupir pendant un jour, après avoir irrité les
folides par une premiere ouverture. Je fuis au
contraire bien perfuadé qu'il l'eft déjà chez toute
perfonne qui a vécu quelque temps avec un grand
dépôt; enfin, je laiffe pleine liberté à tout praticien plus expert, qui eft dans un ufage contraire,
d'agir felon fes lumieres & fes obfervations. Quant
à nous, dans le pays où nous vivons, nous ne

rougiſſons pas d'avouer qu'une méthode oppoſée à
la nôtre, quoique autoriſée par de grands maîtres,
nous a donné des regrets ; lorſqu'un dépôt ne contient pas au-delà de trois livres de pus, ces précautions ſont moins néceſſaires, & ce n'eſt point en
pareil cas que nous les propoſons.

XLIIe Obſervation. Orciere.

Un homme âgé de cinquante-huit ans, robuſte,
bien conſtitué, ayant fait des débauches extraordinaires en vin ; ce qui s'annonçoit chez lui par
des couleurs acres, une peau rude preſque deſſechée,
& une voix rauque, prit la gale par contagion.
Il eut d'abord une éruption imparfaite en pluſieurs
endroits de la ſurface de la peau, conſiſtant en
des eſpeces de durillons ou *épinyctides*, qui augmentoient l'épaiſſeur du cuir, ſans s'élever au-deſſus,
avec un peu de rougeur & un peu plus de ſenſibilité qu'à l'ordinaire. Cette éruption ſe préſenta
ainſi inutilement pendant trois ſemaines, diminuant
chaque jour, ſans prurit ni douleur, mais le malade
devint peſant, inquiet, ſe plaignant de laſſitude,
d'inſomnie & de manque d'appétit. Trois autres
ſemaines après, je fus appellé ; le malade n'avoit
pas de fievre, ſon pouls étoit dur & conſiſtant,
ſa langue chargée d'une ſaburre noirâtre très-tenace.
Les viſceres me parurent en bon état ; il avoit des
baillements continuels, peu de ſoif, point d'appétit,
le ventre ſerré, ne dormant point depuis huit jours,
& ne pouvant ſe remuer dans ſon lit, à cauſe d'une
douleur aux aînes & tout autour des hanches, qui
rendoit le malade perclus de ſes jambes.

Tiſane avec les tamarins, le ſéné & la racine
de bardane, pendant deux jours. Le troiſieme
jour, il fut copieuſement purgé avec une livre de la
tiſane ci-deſſus, verſée bouillante ſur trois gros
de ſéné, deux onces de manne & deux gros de
ſel d'Epſom. Les jours ſuivants, il prit deux gros

par jour de l'opiate fuivant ; rhub. en poudre demi-once, mercure doux demi-gros, kermès minéral 24 grains, fel de vipere 30 grains, le tout incorporé dans deux onces de miel.

Au bout de huit jours, les glandes des aînes du côté gauche, furent abcédées ; j'ouvris le dépôt, le pus étoit affez bien conditionné, à la quantité d'environ une livre & demie. La jambe du même côté fut un peu plus libre les jours fuivants ; il paroiffoit alors une rougeur très-étendue fur toute la partie latérale externe de la feffe droite, laquelle fe prolo geoit fur la moitié de la cuiffe en tout fens. Je fis faire des cataplafmes émollients fur la partie, & j'interrompis les remedes intérieurs, excepté la tifane dans laquelle j'ajoutai les feuilles & fleurs d'arnica. Au bout de huit jours, ce nouveau dépôt n'avoit prefque rien avancé ; le malade étoit très-foible ; pendant tout ce temps, il avoit abandonné l'ufage du vin, la langue étoit naturelle, le pouls étoit mou, foible, lent, fans fievre, les urines toujours fort rouffeâtres, & le malade avoit maigri confidérablement ; la tumeur étoit moins rouge, un peu élevée, molaffe & comme pâteufe ou œdématiée à la partie fupérieure de la cuiffe près de l'aîne. J'eus recours au kina, au kermès minéral & aux bols confortants faits avec la thériaque ou le diafcordium, pendant fix jours. Le cinquieme jour de l'ufage de ces remedes, un Chirurgien des environs fut appellé ; il fentit de la fluctuation dans le dépôt, l'ouvrit par une longue ouverture de cinq à fix pouces, & en tira environ cinq livres de pus. Le malade fe trouva mieux les jours fuivants, & commença à fe fervir de fa jambe qui étoit perclufe & douloureufe depuis plus d'un mois. Je perdis ce malade de vue pendant trois mois que dura fa convalefcence.

Cette obfervation fait voir le danger des gales rentrées, & le peu de reffource que l'on trouve chez les gens ufés par le vin, fur-tout lorfqu'ils font d'un certain âge. Une perfonne de l'art a blâmé l'ufage du kina que j'avois prefcrit ; mais je crois que c'eft à cette écorce & aux autres toniques, que le malade dut les derniers efforts de l'économie animale, & du fyftême vafculeux pour la formation de ce dépôt ; j'ai lieu de croire auffi qu'il fe feroit formé plutôt fi je n'euffe pas interrompu l'opiate tonique & diaphorétique pendant huit jours.

FIN.

TABLE
DES MATIERES.

B

C

D

E

F.

G

H

M

Fin de la Table.

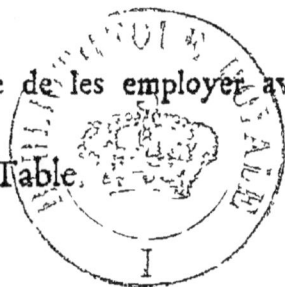

www.ingramcontent.com/pod-product-compliance
Lightning Source LLC
Chambersburg PA
CBHW060556210326
41519CB00014B/3490